フリーランス女医は見た

医者の稼ぎ方

筒井冨美

光文社新書

はじめに

「テレビドラマは冬の時代だが、医療ドラマだけは当たる」と言われる。確かに、私が取材協力をした2012年放送開始のテレビ朝日系『ドクターX～外科医・大門未知子～』シリーズは、フリーランス外科医を主人公にして、平均視聴率20％以上の快進撃を続けた。今の若者はネットやゲームに忙しいので、「テレビは中高年の娯楽」となりつつあり、現在のメインターゲットであるアラフォー世代にとっては、学園ドラマよりも病院ドラマの方が、身近な存在なのだろう。

ならば「医療ドラマは、全て当たる?」と訊《き》かれたなら、そうではない。『ドクターX』シーズン1の裏番組だった、TBS系『レジデント～5人の研修医』は、仲里依紗など旬の俳優を集めた豪華キャストにもかかわらず、視聴率4～10％と完敗した。16年10～12月放送の、フジテレビ系『メディカルチーム レディ・ダ・ヴィンチの診断』も、「大学病院を舞台に、原因不明の病の謎を解き、患者の命を救うべく奮闘するメディカルミステリー」という、いかにも当たりそうな企画だが、話題にならなかった。主演は吉田羊、レギュラーキャストには相武紗季や吉岡里帆のような若手人気女優を配して「登場女医の女子力合計点」は、こっちの方が高そうなのだが、視聴率6〜8％台と『ドクターX』に完敗している。

私も『レディ・ダ・ヴィンチ』を観たが……正直いって退屈だった。「患者に寄り添う」「オペよりも大切なことを仲間が教えてくれた」ｅｔｃ．……どこかで聞いたような美辞麗句のオンパレードで、空しくなってしまったのだ。「森田健作」や『金八先生』が流行し、20代がドラマの主要顧客だった時代なら、こういうストーリーも受けただろう。しかし、アラフォー世代にとって「思いやりとチームワークが命を救う」的な美談は、「人間は、そんな単純じゃない」「患者に寄り添うのは、医師免許なくてもできるよね」と、白けるのだ。

『ドクターX』にも「患者に寄り添う」がモットーの原守医師がシーズン1より登場しているが、主人公ほどの人気はないし、大門先生はいまだに名前すら覚えていない。「腹腔鏡の魔術師」こと加地秀樹准教授は、主人公を「デーモン」呼ばわりしていても、オペ中の協働はバッチリだ。主人公を含め、どの医師も完璧ではなく「協調性がない」「外国かぶれ」「女にだらしない」「裏金が大好き」など人間臭い弱点を抱えている。本音モードのセリフがあふれ、医師たちは群れたり反目したり離合集散を繰り返し、人生経験を積んだ中高年世代にとっては「あるある」的な共感をもたらしている。

2016年の米国大統領選挙では、トランプ候補がまさかの逆転勝利だった。従来のベテラン政治家が好んでスピーチする薄っぺらい美辞麗句を聞き飽きた人々に、タブーぎりぎりのストレートな本音をぶっちゃけて、インテリ層の顰蹙《ひんしゅく》を買いつつも、大衆の本音を代言した。しかも彼はタダの傲慢オヤジではなく、ビジネスマンとしては大成功しており、巨万の富と美女をゲットしている。結局のところ「優等生ヒラリー」よりも「不良だが本音モード、結果を出すトランプ」の方が、有権者のハートをとらえたのだろう。そして、『レディ・ダ・ヴィンチ』の優等生女医の仲良しチームより、「常に本音モード、手術では結果を出す」フリーランスの大門未知子が、視聴者の人気を集めたのも、当然の結果なのである。

「私、失敗しないので」とは言わないまでも、「私、失敗したら辞めるので」が、フリーランスの掟である。後ろ盾となる組織も、明日の収入の保証もなく、失敗は自己責任であり、そのまま失職につながる。「有能は厚遇、低能は冷遇、無能は淘汰」の世界でもある。私は2007年にフリーランス医師に転身し、ここで9年間、生き延びることができた。

本書は、大門未知子先生に敬意を表して、「患者に寄り添う」「思いやりとチームワークが命を救う」「奉仕の精神」「患者の笑顔が生きがい」「弱者に優しい」的な美辞麗句は割愛し、純粋に「スキル」と「マーケット」に主眼を置いて、「医師とカネ」「キャリアパス」「労働市場」「規制緩和」などについて本音モードで論じている。100以上の病院を渡り歩き、特定の病院に所属しない立場だからこそ語れることである。

本書の内容は多岐にわたる。

・『ドクターX』以来なにかと話題になっている「フリーランス医師」の実態についての当事者によるリアルな現状報告と将来展望
・日本の医療を激変させた「新医師臨床研修制度」や、それに続く「大学病院の衰退」についての身も蓋もない現状や、辛口の将来予想
・「地方の医師不足」
・「自由診療と混合診療」

忘れられがちなのは、これらの問題が全て、医者とカネの問題だということだ。

また「働き方改革」がかってなく注目される現在において、「勤務医時代よりも、高給かつ自由度も高いワークスタイル」を手に入れたフリーランスとして、「インターネット時代のスキルの売り方」や「個人と組織の上手な付き合い方」についても、体験や提言を述べている。

本書が、フリーランス医師の実情や、医療界のトレンドを知るだけでなく、読者にとって新しい働き方のヒントになれば幸いである。

医者の稼ぎ方　目次

図表作成／まるはま

第1章　『白い巨塔』から『ドクターX』へ

一、「下っ端」から「お客様」になった研修医

昭和時代、日本の医学界には「大学病院＞公立病院＞私立病院＞開業医」という、歴然とした、ピラミッドのような序列があった。中でも大学病院は、「白い巨塔」とも呼ばれ、「医学界の頂点に立つ、別格の存在」とされていた。そもそも『白い巨塔』とは、1965年に発表された、大学病院を舞台にした山崎豊子による小説のタイトルである。78年に田宮二郎が主演したテレビドラマは、主演男優の自殺という衝撃的スキャンダルもあって、多くの日本人の記憶に残った。2003年に唐沢寿明が財前教授を演じたバージョンも歴史的なヒットを記録し、「白い巨塔」とは、日本人にとって長い間、大学病院の代名詞であった。

金はあるけど下賤な存在としての「開業医」

2003年版のドラマ『白い巨塔』では、第一外科の東教授（石坂浩二）は「（どうしても医者と結婚しなければならないのなら）開業医の方が……」と言った愛娘（矢田亜希子）に対し、「開業医など……絶対反対だ！」と吐き捨てるように否定して、他医大の助教授と

の縁談を勧める。一方、主人公の義父である財前又一（西田敏行）は、経済的には大成功した開業医であり、財前ファミリーは豪邸やら運転手付き高級車やら愛人を持つ、ゴージャスな生活を満喫していた。しかし又一は「あんたに国立浪速大学の教授になって欲しいんや。ワシの果たせんかった夢……いや怨み、はらして欲しいんや。名誉ができたら、カネも人も自然についてくるけど、カネはどこまでいってもカネに過ぎん」と涙ながらに主人公に訴えて、娘婿の教授選にのめり込んで大量の裏金を提供するようになる。

昭和時代の医学界では「医大教授」とは「競争に勝ち残った、優秀で尊敬される存在」であり、「開業医」とは「競争にドロップアウトした、金はあるけど下賤《げせん》な存在」と見なされがちだった。あたかも、江戸時代の士農工商における「武士」と「商人」のような格差があったのだ。

絶大だった教授の権力

当時の大学病院の中には、「第一外科医局」「産婦人科医局」「精神科医局」というような、数十の医局という組織が存在した。各々の医局には、数十〜数百人の医師が属し、その中にも「教授＞助教授（現在の准教授）＞講師＞助手（現在の助教）＞医員＞研修医」という、ピラミッド型の序列があった。各々の医局において教授は人事権を掌握し、博士号を授けたり、留学を支援したり、時には縁談を斡旋《あっせん》することもあった。
昭和時代の医大教授は、大学病院内の診療科のみならず、「ジッツ」と呼ばれる関連病院の人事も支配していた。ジッツとは、ドイツ語の「Sitz（席）」に由来する用語らしく、「X病院外科はY医大第一外科のジッツ」といえば、「X病院外科部長はY医大の講師・助教授経験者」「その下に、20〜30代のY医大第一外科医局員が数人在籍」といった人事システムを指す。「どの病院」に「誰」を「何年間」派遣するのかを決める権限は教授にあった。東京都内の有名病院は当然のこと、地方の自治体病院まで、昭和時代の日本の病院の多くは、このような大学医局からの医師派遣を受けていた。

人気病院への就職には教授推薦が必須だったし、病院側としても優良医師を安定的に派遣してもらうためには教授との円満な関係が不可欠であり、「研究費」「協賛金」のような名目での〝実弾〟は、暗黙の了解とされた。２０００年、奈良県立医科大学の複数の教授が、関連病院の主催するゴルフコンペで「１０００万〜３００万円の賞金を得た」との報道があり、３００万円を受け取った教授は辞任に追い込まれたが、１００万円を受け取った教授はそのまま定年まで在籍したようである。当然のことながら、この事件はたまたまバレただけであり、医師派遣の見返りとしての教授へのキックバックは、日本中で広く行われていたことが推察される。財前又一の言うように、「名誉ができたら、カネも人も自然についてくる」のは事実だったらしい。

冷遇される外様医局員

また、昭和時代の医大生は慣習的に、「卒業後は出身医大附属病院に研修医として就職する」とされていた。それを義務付ける法律があったわけではないが、当時の大学病院では「生え抜き」と呼ばれた自校出身者と「外様」と呼ばれた他大学出身者には、越えられない格差があった。「人気病院への就職」やら「留学」では、しばしば「生え抜き医局員」が優先された。多くの医学生は、この格差を恐れて、自校の附属病院に就職した。あるいは、「東京出身で、偏差値的な問題で地方医大に進学したが、東京で就職したい」という若手医師は、東京大学附属病院などの病院に研修医として就職し、「外様医局員」として冷遇されることを覚悟の上で「東京大学産婦人科学教室」のような医局に新規加入していた。

下っ端の研修医が病院を支えた時代

「これから2年間、休みはないと思え！」「菜種油と研修医は絞れば絞るほど出る」……当時の研修医は、「24時間365日体制で際限なく働くことが当然」とされ、下っ端として大学病院というピラミッド型組織を支えていた。「抗生剤の点滴」や「カルテの記載」のような「医師としての雑用」（と大学病院では見なされている）のみならず、「レントゲンフィルムの整理」「血液の入った試験管を病棟から検査室まで運ぶ」「夜食の買い出し」のような「医師免許の要らない雑用」も「研修医の仕事」とされていた。早朝から夜中まで働き、寝ぼけてレントゲンフィルムを紛失すると、「バカやろう！」などと怒鳴られたり、カンファレンス中に居眠りをして蹴られたりすることは日常茶飯事だった。「パワハラ」という概念すらなかった時代だったのだ。

また、当時の研修医の給与は「月給数万～十数万円、ボーナスなし」が普通であり、医学書を買うことも、アパートを借りて自活できることもまかりならなかった。それを補う手段として、大学医局はさまざまな医師アルバイトを紹介してくれた。健康診断、予防接種、「寝当直」と呼ばれる急患のほとんど来ない病院の当直、などである。大学医局は医師の就職情報のみならず、医師アルバイト情報を一手に握っていた。医局を飛び出せば、転職先はおろかアルバイト先も失い、たちどころに経済的に困窮することが目に見えていたので、怒鳴られても辛くてもそう簡単に辞めることはできなかった。2003年版『白い巨塔』でも、医局の紹介する病院を断って大学病院を辞めた里見助教授（江口洋介）は、優秀な内科医だったにもかかわらず転職先探しに苦労し、その暮らしぶりも慎ましやかなものであった。

当時の医局員たちは数カ月〜数年単位で、大学病院やら関連病院を転々と移動し、「さまざまな病院や指導医の下で、数多くの患者をこなして、腕を磨く」とされていた。医局における教授の命令は絶対であり、若手医師たちは将棋の駒のように任地を転々とさせられた。「5日後に200㎞先の街に赴任せよ!」みたいな逸話が当時の大学医局にはゴロゴロあったし、少なくとも卒後10年目ぐらいまでは「異議を唱えることすら許されない」雰囲気があった。当時の医局には「トランク」という用語があった。教授命令で、大学病院から地方の病院などに、文字通り「トランク」一つをぶら下げて、1カ月〜1年程度、出向することを指す。迎える病院側が病院敷地内の宿舎に家財道具一式を用意していることもあり、取り急ぎ、車の「トランク」に身の周りの品を詰めて移動すれば何とかなる、という意味もある。そちらが語源なのかもしれない。

「2年間は出産禁止」とのたまう産婦人科教授

　時代は平成に移り、女子医学生率や女医率はじわじわと増えていったが、封建的な「白い巨塔」は変わらないように見えた。「入局後2年間は出産禁止」と公言する教授は、相変わらずよく見かけたし、その中には産婦人科医もいた。関連病院への派遣にあたって、「在職中は妊娠しません」との誓約書を求められることもあったが、さしたる問題にはならなかった。妊娠などの理由で医局人事を拒否すれば「女は使えない」と公言されて、博士号やらアルバイト斡旋などで露骨に冷遇され、周囲もそれを当然のことと見なしていた。

　一見、医師にとっては非人道的で、労働基準法違反ははるかに超えて、あたかも憲法違反のような制度であった。だが、それゆえに日本の隅々まで医師がいきわたっていた。1997年には、日本最北の島の一つ、北海道の礼文島でも分娩《べん》が可能になった。当時のマスコミは「医師過剰時代が来る」と半ば本気で宣伝していたし、医師たちもそれを信じていた。1986年、厚生省（現厚生労働省）やら東大教授で作った「将来の医師需給に関する検討委員会」は「2025年には医師の10％は過剰になる」と試算し、医大学生数の削減を決定した。

新研修医制度の衝撃

『白い巨塔』放映終了の翌月にあたる2004年4月、新医師臨床研修制度（以下、新研修医制度）が始まった。「大学病院では、病気は診《み》るが病人は診ていない」「新人医師の待遇が悪すぎる」「大学医局が封建的」といった諸問題を解決するため、と説明された。医師免許取りたての新人医師は2年間、特定の医局には属さず「外科2カ月→小児科2カ月→麻酔科1カ月……」のように、短期間で複数の科をローテートすることが必須となった。厚労省のエライ人によると、こうすることによって「幅広い臨床能力が身に付く」そうだが、「その代わり専門性が手薄になるんじゃないの？」「1〜2カ月じゃ、見学に毛の生えたことしかできないよね」というような現場からの反論は黙殺された。それまで、慣習的に卒業した医大の附属病院に就職することが多かった新人医師は、この制度変更をきっかけに、封建的な大学病院を嫌って、都市部の一般病院に就職する者が急増した。

午後5時で研修が終わる

また、同時に発表された厚労省の「新医師臨床研修制度における指導ガイドライン」によると「研修医に雑用をさせてはならない」「本人の同意のない時間外労働は禁止」「研修医がミスをしても叱らず、本人の言い分を十分に聞いた上で諭《さと》す」「研修医はストレスで抑うつ状態になりやすいので、指導医は注意深くケアすべき」「研修医が体調不良やうつ状態を訴える場合は、指導医は仕事を減らしたり、休業させたりするべき（2年間で最大90日まで可）」ということになっている。「鉄は熱いうちに打て」「最初の2年間は自分の限界まで働いて、医師としての基礎を作れ」式の指導は、パワハラと呼ばれ、「ガイドライン違反」として処分されるようになった。「研修医にさせてはならない」とされた雑用の多くは、中堅医師の負担となった。

研修医は「下っ端」から「お客様」になった。大学病院から鬼軍曹が消えた。やさしく物わかりのいい（ふりをした）インストラクターしかいなくなった。患者の死に立ち会った研修医がショックを受けて、翌朝「昨日のショックでうつになったので、今日は静養します」と電話してきても、指導医は「大丈夫？ ちゃんと寝られたの？」と、やさしい口調で案じてあげて、黙って仕事の穴を埋めなければならない。

16:30にはパソコンを閉じ、16:50には着替えを済ませ、17:05には院内から姿を消す研修医は珍しくなくなった。ある病院で、心電図の不得意な研修医が目立ったので、指導医が無給で月曜日18:00〜20:00の勉強会を企画し、自腹で教材を作成したところ、研修医は歓迎するどころか「そういうのは、勤務時間中にやるべきだ」とのクレームが相次ぎ、勉強会は中止された。別の病院では、指導医が「今日の午後は、私の外来を手伝って」と研修医に指示したところ、「今日は、初対面の人と話をする気分じゃないんですぅ〜」という返事だったので、指導医は一人で外来をこなした。「メンタル不調を訴える研修医を、ムリヤリ働かせた指導医」として処分されるリスクを恐れたからである。

04、05年度の2年間は日本中の医局に新人が入らず、大学病院は医師不足に苦しんだ。関連病院からの医師引き揚げが頻発し、「救急車たらい廻し」のような報道が相次いだ。でも、この2年間にはまだ希望があった。大学病院の医師は、まだ信じていた、「この2年間さえ我慢すれば、以前のように新人が戻ってくる」と。

06年4月、厚労省の定めた「研修プログラム」を終えて入局した新人は、以前と全く異質な若者であった。「17時以降はフリー」「単独当直なし」「厳しい叱責もなし」「体調不良時には休んでも可」といった自由な2年間を過ごした医師が、いまさら素直に医局の駒にはなるはずもなかった。また「研修プログラム」終了後も封建的な医局制度を嫌って大学病院には戻らず、行方が追跡できない若手医師も相当数にのぼった。女医率は上昇し、「妊娠・出産を理由に医局派遣を拒否」することは「当然の権利」とされ、それに苦言を呈した指導医は処分されるようになった。

労働力としての研修医は、質・量共に低下した。医局のピラミッド構造を下支えしたマンパワーが失われ、この制度は大学病院や医局という組織にとってかなりの打撃となった。それまで「封建的」とたたかれることの多かった大学医局だが、「僻地への医師派遣」「夜間救急体制の維持」などでそれなりの社会貢献もしていた。この制度変更で、大学医局はそういう余力を一気に失った。北海道礼文島での分娩も、あっけなく終了した。各種のメディアで「救急車たらい廻し」「医師不足」「医療崩壊」の文字を見かけることが多くなり、それは現在に至るまで本質的には改善していない。

大学医局の黄昏

新研修医制度をきっかけに、封建的な大学病院を嫌って都会の一般病院を目指す若者が増え、大学医局の衰退が始まった。生命線であった「安定した新人供給」が断たれたのだ。だからといって、患者数は減らないし、増え続ける医療訴訟の対策として「医療安全」「感染対策」「患者接遇」などの書類や会議は増える一方であった。シワ寄せは、残った中堅医に過重労働としてのしかかった。

そもそも医局制度とは、日本社会のそこかしこに見られる年功序列制度の一種である。「若い頃に割安な給料でソルジャーとして働き、中年（おおむね40代）以降はラクでそこそこ儲かる」というシステムでもあった。ほとんどの大学病院では、管理職トップである病院長は「定年間際の教授が数年ずつ持ち回り」なので、「このままじゃそのうちマズイことになりそう……」とうすうす感づいていても「とりあえず自らの定年までは無難に過ごす」ことが優先され、「大規模な管理職リストラ」のような痛みを伴う改革を選択する院長は、皆無であった。「なかなか入らない若手」「人数に比べ、少ない管理職ポスト」「おいしいポストは爺医《じじい》が定年までしがみつき」「部下なしナンチャッテ管理職の増加」という、バブル崩壊以降に多くの日本企業で散見された症状に、大学病院も苦しむようになった。

ネットによって教授の権威が衰退

また、インターネットの発達も医局衰退の一因となった。かつての医大教授は、人事権のみならず医者の就職情報も一手に握っており、教授に逆らえば当直アルバイト一つ見つける

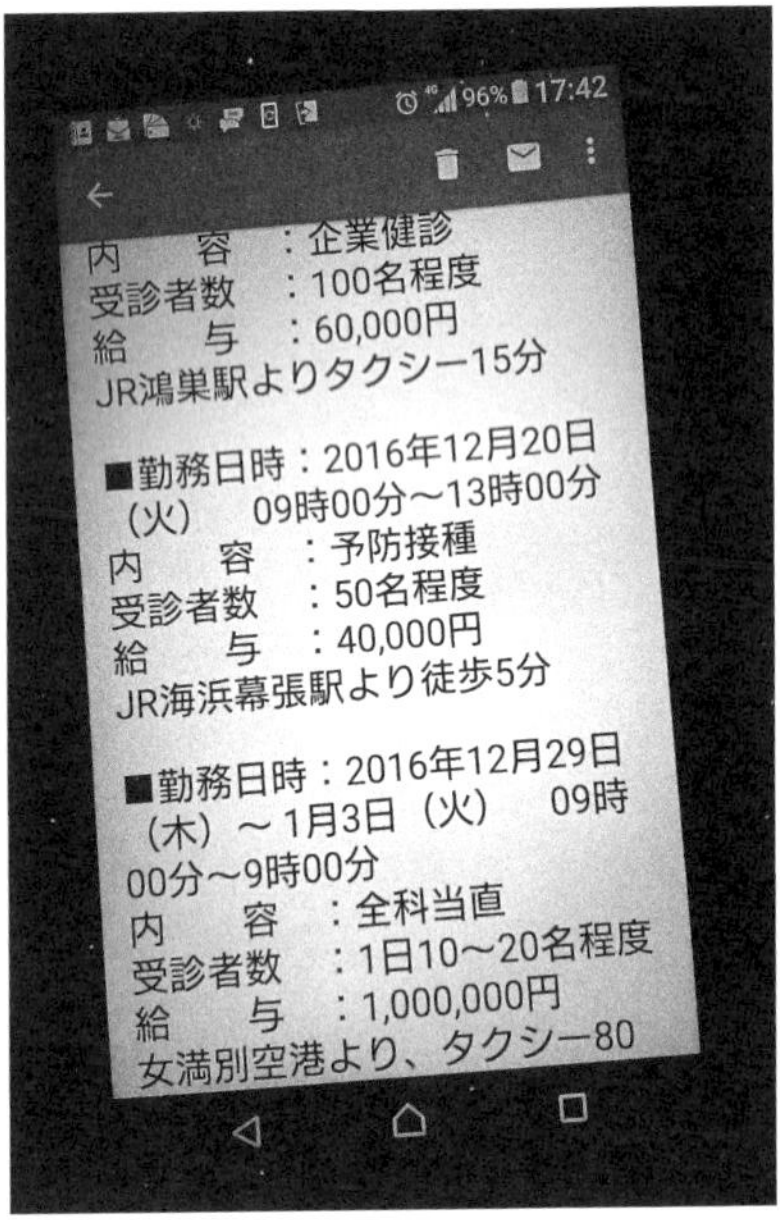

年末年始には100万円のバイトも存在する

ことは困難だった。

ネットや携帯電話やらスマホの発達、および大学医局における医師派遣機能の衰退を背景に、民間の医師転職業者が多数誕生した。こういった業者の多くは、Ｅメールで医師アルバイトも紹介してくれる（上写真）。教授に逆らって大学病院を辞めても、経済的に困窮することはなくなった。教授が出向を命じた病院が気に入らなければ、ネットで転職エージェントを探し出して、もっと自分の希望に合致した病院を紹介してもらうことも可能になった。数少ない実働部隊でもある若手～中堅医師は、もはや従順な召使ではなくなってしまい、同時に教授も王様ではなくなった。

「このまま滅私奉公しても、先輩のように報われる保証はない」「下手すると、一生この生活？」と中堅医師は思い始めた。大学病院から若手医師が消え、次に中堅医師がソルジャー生活に見切りをつけて去っていった。大学病院のみならず、２００７年には国立循環器病センター、08年には国立がん研究センター中央病院、といった都市部のブランド病院においても「医師集団辞職」が報道されるようになった。

12年に第１作が放映された『ドクターX』は、「大学病院における医師集団辞職」から物語が始まる。「新研修医制度……あれは失敗だった」と大学病院院長（伊東四朗）も、ドラマの中で苦々しく語った。

二、フリーランス医師の誕生——それは、麻酔科から始まった——

麻酔科医という仕事は、「眼科」や「産婦人科」のように一般人になじみが薄く、医者の専門としては地味である。外科医の下請け呼ばわりされることも多く、医者ドラマでも決して主人公にはならない。同時に、直接、患者の主治医にはならない後方支援的な業務なので、「通訳」や「運転手」のように1日単位でのアウトソーシングが容易である。よって、近年の医師不足や医療崩壊を背景に、『ドクターX』に登場する城之内医師（内田有紀）のように「手術1件あたり5万円」といった出来高制の契約で報酬を得て、いろんな病院を渡り歩くフリーランス医師が増加中であり、私もその一人である。

腕と度胸と携帯電話——あるフリーランス麻酔科医は、独立に必要な三種の神器としてこれらを挙げた。確かに、内科医や眼科医とは異なり、初期投資ゼロで開業できるのも麻酔科医の特徴である。確かな腕と社会人としての常識さえあれば、辞めた翌日からでも稼ぐことが可能であり、大学病院幹部に言わせれば「逃げ足が速い」診療科でもある。

麻酔科は技量の差が出やすい

大学病院のほとんどは、今なお年功序列的な報酬体系を取っている。報酬額は卒後年数でほぼ決まり、同期の間では大差はなく、高齢になるほど高額になる。基本的に降格・減給はなく、滅多にクビにはならない。しかしながら、人間の能力は均一ではない。仕事は有能者に集まり、「あの人に頼むと死人が出そう」と周囲の認めるヤブ医者は定時に帰宅できる。その結果、実質的な時給を計算するとヤブほど高くなりがちである。特に麻酔科では「仕事は有能者に集中」する傾向が著しい。

一般的な科では医者を選ぶのは患者であり素人なので、スキルのなさを容姿や会話術で誤魔化すことは可能である。しかし、麻酔科医の仕事ぶりを目にするのは外科医や看護師など医療のプロであり、スキル不足を誤魔化す術《すべ》はない。また、麻酔薬の多くは劇薬で「眠る量」と「死ぬ量」が近い。スキルのない医者がテキトーに麻酔薬をいじると「麻酔薬で中毒死したマイケル・ジャクソン」のように死人を出しかねないからである。また大学病院はたいてい救急病院でもあるので、有能者は24時間３６５日体制で働かざるを得なくなり、有能者ほど「過労死」ラインをあっさり超える傾向にある。

若手から中堅医師が減る一方で、「定年間際」「腕や協調性に問題がある者」「持病あり（特にメンタルヘルス系）」「育児時短中」などのカバーの必要な「（自称を含む）弱者」は組織にしがみつくので、構成人員が減るだけでなく、多くの大学病院は非筋肉質な組織へと変貌していった。病院長などの管理職に現場の苦労を訴えても、前述のように、多くは「自分が定年退職するまでの数年間を無難に過ごす」ことを至上命題としているので、「支え合い」「チームワーク」などの説教話で済まされ、徒労感を増やされるだけだった。

そもそも「支え合い」と言っても、「有能医師が低能医師をカバー」できても逆は不可能である。「帝王切開も子宮がん手術もバッチリな40歳男性産婦人科医」が「産育休時短を繰り返して、正常分娩と外来がやっとの40歳ママ女医」の仕事を代行することはあっても、逆はありえない。また、「40歳ママ女医」が子供の急病を理由に休むことは当然の権利とされる風潮だが、彼女の分まで外来をこなす男性医師が「予約患者を2時間も待たすなんて！」と非難されることもよくある話である。40代男性医師が自分の急病を理由に病院を休むと、（死人が出かねないので）かのママ女医に「代わりに手術しろ」と命令する者はおらず、手術はキャンセルとなる。そして翌日に出勤した男性医師が「無責任」と非難されることもよくある話である。そして、両者の就職した年度が同じ場合、給料はさほど変わらない。

年俸3500万円の求人も登場

本格的な高齢化社会となり、手術や麻酔の必要な病人は増える一方だ。なおかつ「内視鏡手術」のような高度な麻酔スキルを要求される手術が増え、従来ならば「手術不能（インオペ）」とされた進行がんも「本人が希望すれば、手術にチャレンジする」という風潮となった。麻酔の需要は増加する一方だが、（勤務時間が短く、技量の低い）女医率の増加もあって供給量が増える見込みはない。「歯科医による全身麻酔」（199ページ）というグレーな技でしのぐ病院も実在するが、「工事現場における外国人技能実習生」のようなもので、行政サイドは今なお「見て見ぬふり」を続けている。

働けば働くほど仕事は増え、36時間連続労働も常態化していた。カバーの必要な（自称含む）弱者も増え、下手に「バカやろう！」などと怒鳴れば「パワハラ」「マタハラ」などの烙印を押され、カバーしている方が処分される時代となった。有能も低能も給料はさほど変わらず、上が詰まっているので出世も望み薄……しかも、改善される見込みは全くなかった。

40歳を過ぎたある日、私は大学病院に辞表を出した。「このままこの職場で働き続けると、過労死か医療事故が必ず起こる」と、直感的に思ったからであり、その時点では明確な将来設計があったわけではない。当面はアルバイトで食いつないで、次の職はゆっくり探すつもりだった。退職1カ月前、辞意を正式に公表したところ出張麻酔の依頼が殺到し、退職の2週間前には翌月の仕事がすべて埋まった。その後も仕事依頼の電話やメールが続き、「こんな調子なら、フリーランスとして独立するのもアリかも……」と、思い始めた。

独立初年度、年収は大学病院時代の3倍になり、なおかつ週5日は自宅で夕食を食べられ、また日曜と祝日は完全休業日になった。大学病院勤務医を苦しめる医師不足は、フリーランス医師にとってはブルーオーシャン（169ページ）でもある。麻酔料金の相場は高止まりしたままで、仕事は途切れない。2008年、大阪府の某公立病院が3500万円の年俸を提示して麻酔科医を募集したことが報道されたが、この頃のフリーランス麻酔科医はこれ以上を稼ぐ者がゴロゴロ存在した。

有能は厚遇、低能は冷遇、無能は淘汰

フリーランス医師は、あらかじめ契約した条件に従い、「結果に応じた報酬」を受け取る。高リスク・高難度・長時間の仕事は、相場がワンランク上がるので、有能で勤勉な者ほど高収入となり、大学病院や公立病院によく見られる「ヤブ医者ほど高時給」という現象はない。

仕事相手を選べるのも大きな魅力である。下手な外科医やヤバい病院とは契約更新しないことも可能だし、勤務医時代のように下手な麻酔科医の無償のカバーを強《し》いられることはない。社会主義国から西側への亡命のようなものである。

仕事量を調節できるのも魅力である。フリーランスとは「仕事とカネ」がセットで動くので、あらかじめ同業者と調整しておけば「ハワイで1カ月」のようなバカンスを、問題なく取得することも可能である。勤務医の世界では「マタハラ」「逆マタハラ」など揉め事の種となりやすいママ女医も、「1日6時間勤務」と「10時間勤務」では報酬がそれなりに違うので、早く帰る者が非難されることはない。

一方で、フリーランスのデメリットとしては、「雇用の不安定」「病気による減収〜無収入リスク」などが挙げられる。とは言っても、有能医ならば好条件の仕事が殺到するので、雇用の不安定とは無縁である。バリバリ働けば数年で「マイホーム現金一括購入、子供たちの進学資金を確保」することも可能であり、あとはセミリタイアして「週休5日生活」も夢ではない。低能医の場合は、仕事も途切れがちで収入もさほど増えず、こっそりと年功序列型の勤務医に戻る者も多い。無能医に怖い思いをさせられた病院は、二度と無能医には声をかけなくなるので、マーケットに淘汰《とうた》される。要するに「有能は厚遇、低能は冷遇、無能は淘汰」の世界であり、これが「マーケット」という名の神の見えざる手である。

『ドクターX』のように「私、失敗しないので」とは言わないまでも、「私、失敗したら辞めるので」が、フリーランスの掟である。後ろ盾となる組織も、明日の収入の保証もなく、失敗は自己責任であり、自ずと失職につながる。9年間、ここで私は生き延びた。

現実がドラマに近づいた

『ドクターX』の大ヒットは、「フリーランス医師」という立場を広く世間に知らしめた。それまで「フリーター」呼ばわりされ「医療界の底辺」的にネガティブな扱いをされることも多かった「フリーランス」を、「腕一本で生きる、新しいタイプの生き方」としてポジティブに紹介した。

最近では病院ホームページの麻酔科医の経歴紹介で「2年間のフリーランス経験の後に部長に就任」「外部フリーランス医師に委託」というような文章を、堂々と掲載しているのを見かけるようになった。『ドクターX』以前には、夫が「今の病院を辞めてフリーランスになりたい」と言い出せば、妻はうろたえるか大反対するのが一般的だった。いまでは、妻の側から「ねえ、フリーランスって儲かるんでしょ……あなたもやってみない?」と言い出すことも多いらしい。

２０１５年、日本麻酔科学会によるマンパワーアンケート調査は、学会幹部を驚かせた。「一般病院の59％（これは想定の範囲内）、大学病院の39％が外部からフリーランス麻酔科医を雇っている」という結果だった。大学病院でも４割という事実は、彼らの予想を超えた。『ドクターX』の神原名医紹介所のように「民間の医師派遣業者を経由して、フリーランス医師を派遣してもらう大学病院」が実在することも明らかになった。

現実の方が、ドラマに近づいた。「白い巨塔」時代の「大学病院には元気な男性医師が沢山いる」「彼らは教授の指示で動く」「新人医師は、大学病院で専門医に育つ」「外部の病院が医師を欲しければ、大学病院に依頼して医者を派遣してもらう」というような常識は、麻酔科に関しては過去のものになり、その他の科へも波及しつつある。

１００以上の病院を渡り歩いて

１９９０年代、私はある地方の国立医大を卒業し、当時の常識通り母校の附属病院に就職した。「白い巨塔」が健在だった時代、十数万円の月給で早朝から夜中まで働き、「点滴を失敗した」「カルテのサマリー書きが遅い」のみならず「コーヒーが不味《まず》い」などでも怒鳴られた。辞めたくなるときもあったが、その後の生計手段の目処もつかなかったため、結果的にキャリアは途切れなかった。双六の駒を進めるように関連病院を廻り、博士号を取り、留学し、大学講師になり……2004年の新研修医制度を発端にした医療崩壊に巻き込まれ、2007年からフリーランス医師として働いている。

二十数年前、あんなにも強固に見えた「白い巨塔」が、あっけなく崩れていく様子を、大学病院の内外からずっと眺めてきた。と同時に、フリーランス医師という存在が、場末の病院のみならず大学病院や国立がんセンターなどへ進出してゆき、ドラマを通じて一般の人にも広く認知されるようになった過程も、眺めてきた。

100以上の病院を渡り歩き、幾多の外科医と、さまざまな手術をこなしてきた。医療の現場には、どういうトレンドがあり、今何が起きているのか。日々の仕事の合間に、私が見てきたことを、次章から述べてゆきたい。

2004年以降、医療は大きく動いた

	年	対象	事件
「白い巨塔」時代	1965	小説	山崎豊子が小説『白い巨塔』を発表
	1978	テレビ	田宮二郎主演、ドラマ『白い巨塔』放映
	1997	北海道礼文島	分娩取り扱いを開始
	1998	某私立医大	月給6万円の研修医が過労死
	2000	奈良県立医大	教授がゴルフコンペで賞金、100〜300万円
	2001	某公立医大	教授が医局員から博士号謝礼、50万円×20人以上
	2002	マンガ	『ブラックジャックによろしく』で研修医は一日16時間労働と描かれる
	2003	テレビ	唐沢寿明主演、ドラマ『白い巨塔』放映
医療崩壊と再生	2004	日本中の病院	新研修医制度開始
	2006	福島県立大野病院	母体死亡で産科医逮捕
		和歌山県尾鷲市の病院	産科医を年俸5520万円で募集
		千代田区の病院	歯科研修医が無監督で全身麻酔を行い患者死亡
	2007	国立循環器病センター	集中治療部の医師が全員辞職
		著者	大学講師→フリーランス医師に転身
	2008	国立がん研究センター	麻酔科医師が集団辞職し、フリーランス医師雇用
		大阪府某公立病院	年俸3500万円で麻酔科医募集
	2009	日本麻酔科学会理事長	「モラルの喪失」とフリーランス医師を非難
	2011	マッキンゼー	就職説明会に、東大医学部生40人が出席
『ドクターX』の時代	2012	東大病院	天野篤・順天堂大教授が、天皇陛下の心臓手術を執刀
		テレビ	ドラマ『ドクターX』シーズン１放映開始
	2015	日本麻酔科学会調査	大学病院の39%がフリーランス麻酔科医を雇用
	2016	厚労省	「ちょっと悪乗りしている」とフリーランス医師を非難
		TBS	国立大卒女医が、新卒就職
		防衛医大	麻酔科教授が勤務時間中のバイトやりすぎで懲戒免職
		SONY子会社	麻酔科医紹介事業に参入
		経産省	「雇用関係によらない働き方に関する研究会」等を設置

［コラム］大学病院に生息する医師百科

病院は病人を「診療」する機関であるが、研修指定病院は「診療に加えて、研修医を教育」する機関でもあり、病院として患者の治療にあたるだけでなく、若手医師などの教育も行っている。大学病院はさらに「診療・教育・研究」の3つの目的を持つ機関である。診療や教育の他に、新薬開発や手術方法の研究開発を行い、医学博士号を授与する権限がある。そのうちの医師は、おおむね以下のような職位で働いている。

＊研修医（初期研修医）
会社でいえば「学生インターンシップと新人社員のハイブリッド」に相当。

医師国家試験合格後1〜2年目（以降、○年目と記した場合は同様とする）。特定の診療科には属さず、1〜2カ月単位でいろんな科をローテートすることが、厚労省によって義務化されている。

＊後期研修医（病院によっては専攻医、専修医、シニアレジデントなどと呼ぶ）

会社でいえば「新人～若手社員」に相当。

3～5年目。「産婦人科」「内科」など専攻する科に属し、その科の専門研修を受ける。5年目に、それぞれの科における専門医試験の受験資格を得るパターンが多い。

＊医員

会社でいえば、「平社員」に相当。

専門医を取得した直後～30代半ば。

＊助教

会社でいえば「主任」「リーダー」などに相当。

以前は助手と呼ばれた（助手・助教・助教授は混同されやすいので要注意）。おおむね30～40歳。

＊講師

会社でいえば「係長～課長」「マネージャー」などに相当。

これ以上のポジションでは、研究能力も問われ、医学博士号が必須となる。おおむね35～45歳程度。

＊医局長

会社でいえば「○○課の裏ボス」「○○部のことを部長より知っている万年係長」的な人材であり、正規の役職ではない。

大学病院としての正式名称ではないが、助教～講師クラスの10～15年目の医師が1人選ばれて、プレイングマネージャー的に、その科における日常的な雑務を仕切る。「関連病院への応援」「アルバイト斡旋」「女医の産育休における仕事調整」「医学生の勧誘」から「忘年会幹事」やら「院内不倫の清算」まで担当することもある。雑務に対する直接の報酬はないが、「医局長経験者」となると「マネジメント力が高い」とされて、次のステップアップに有利に働くことが多い。また、開業やフリーランス独立においても、こういう泥臭いマネジメント業務の経験者は、成功率が高い。

＊准教授

会社でいえば「課長」「副部長」などに相当。

以前は助教授と呼ばれた。昭和時代は、次期教授に王手がかかった「皇太子」的なポジションであった。近年の教授職の粗製乱造で、その意味が薄れつつある。

＊教授

会社でいえば「部長」に相当。かつては「事業部のトップ」として多数の部下を束ねて権限を握る垂涎《すいぜん》のポストでもあったが、近年の人事の停滞に伴い「担当部長」「部長心得」「部長席付」のような不思議な役職が増加している。

新研修医制度以降、『白い巨塔』のような絶対君主的な教授は激減している。最近の若手医師の大学病院離れを反映して、教授の肩書きを乱発して医師の頭数を確保するケースが多く、近年では「研修医より教授の数が多い大学病院」も珍しくない。一口に医大教授といっても、さらに以下のような種類がある。

【主任教授】

会社でいえば「本部長」「事業部長」に相当。

最も偉い教授であり、その科の責任者でもある。『白い巨塔』に登場する教授に、最も近い存在である。

【臨床教授、病院教授】

会社でいえば「担当部長」のような「部下なし部長」に相当。

研究・教育機関としての大学とは別に、大学病院が独自の判断で授与する肩書き。若手医師が集まらず人手不足の大学病院が、中高年医師のプライドを満足させつつ安くこき使うことのできるツールとして、近年しばしば汎用される。近年では、当直ノルマのある教授も珍しくない。

【名誉教授】

退職した元教授に贈る称号。後任の教授の推薦が必須なので「現在の教授と仲良し」という証明にもなる。

【特任教授】

契約社員の教授バージョン。近年の大学補助金カットのため、医学部を含めたあらゆる学部で増加中。定年退官した正規職員教授の後任を、3年未満の有期雇用ポストで補充して人件費削減を狙うために創設されることが多い。雇い止めのリスクが高い。

【客員教授、招聘《しょうへい》教授】

主な勤務先を別に持ち、パートタイムで講義などを行う教授。大学病院では、外部の中高年医師のプライドを満足させつつ安くアルバイトさせるツールとして、しばしば汎用される。

【医学部看護学科教授】

医学部の下部組織として医学科と看護学科が存在する医大があり、医学部看護学科の教授が「医学部教授」を名乗って、テレビのコメンテーターなどを務めるケースがある。医師免許を持っている教授もいるが、大学病院での診療にはあまり関与しておらず、基本的には医者としての腕を期待しない方が無難である。例えば、東大医学部には医学科の他に健康総合科学科（旧看護学科）があるが、ここの教員は「東京大学医学部教授」というような肩書きで、メディアに登場することが多い。

＊大学院生

医学部は6年制なので、その次に進学する大学院は博士課程となる。一般的には4年で医学博士号（学位とも呼ばれる）を取得する。また、博士課程に進学しなくても、博士論文に匹敵する優れた研究論文を書き、各医大の審査に合格したものに与えられる「論文博士」というシステムもある。名刺の片隅に「医学博士」と印刷して箔付けしたり、病院ホームページでアピールしたり、（5年毎《ごと》に更新しなければならない専門医とは違って）一旦取得してしまえば更新料もかからないので、医者の宣伝ツールとしてそれなりに有用である。

大学院生といえども他の理系学部のように連日研究しているわけではなく、「週2～3日は研究、1～2日（＋当直）大学病院勤務、1日外病院アルバイト」のような生活パターンとなり、ソコソコ生活できる収入が得られる。昭和時代には「お礼奉公」と称する「博士号取得後2～3年間、不人気病院に派遣される」という慣習があり、僻地《へきち》医療への医師派遣ツールでもあったが、新研修医制度以降このシステムは崩壊した。

近年では、人手不足の大学病院が安くアルバイト医師を集めるツールとして見直されている。「週3～4日（＋当直）大学病院勤務、週1日アルバイト、たまに実験」といった調子で、院生は大学病院で安くこき使われて、実際の論文は講師～准教授クラスがゴーストラ（以下略）……ではなく丁寧に執筆指導する。

大学病院は論文一本で安く使える若手医師を4年間ゲットでき、大学院生は4年間のソルジャー生活と引き換えに一生使える宣伝ツールを得るというＷＩＮ－ＷＩＮのシステムである。大学院や博士号を活用した医師集めは、俗に「学徒動員」と呼ばれる。

医学部の大学院は、他分野の修士課程を修了した非医師が医学領域の研究をしたい場合に進学することも可能である。よって、「医学博士」を名乗っていても医師免許所持者とは限らず、健康食品のパンフレットなどで医学博士を名乗って登場するのは、非医師のことが多い。

＊非常勤講師

主な勤務先を別に持ち、パートタイムで講義・外来・手術などを行う医師。多いのは医大と関連が深い病院の常勤医などに与えるパターン。犬が電信柱に放尿して自分のテリトリーをアピールするように、医大教授は非常勤講師の肩書きをばらまいて関連病院のテリトリーを主張する習性がある。これのアップグレード版が客員・招聘教授ともいえる。

＊研究生

大学病院に籍はあるが、病院では積極的には働いていない医師に与えられる肩書きであり、実際に医学研究を行っているわけではない。勤務や給与の実態は、大学や科によってさまざま。現在では、子育て時短勤務中の女医が、この肩書きを与えられることが多い。また、近年急増中の「裏フリー」（１４９ページ参照）の表の肩書きとなることもある。

第2章 医者になるにはいくらかかるか

日本国内で医者になるためには、基本的には大学の医学部もしくは医科大学（以下、医大）を卒業しなければならない。学費的には、日本の医大は「国公立」と「私立」に大別され、ザックリ言って前者は6年間で合計350万円、後者は2000万～4500万円が必要である（後述するが、付属高校を含めれば9年間で合計6000万円という学校も存在する）。その他に、「防衛医官になるなら、学費タダで衣食住も保証」の防衛医科大学校、「僻地医療やるなら学費タダ」の自治医科大学、「産業医になるなら学費大幅割引」の産業医科大学がある。2017年度に医学部開設予定の国際医療福祉大を含めると、日本の医大数は合計82校となり、目的別3医大を除けば、50校が国公立、29校が私立医大に分類される。

一、国公立大学

「東大の非医学部」並に高難易度化

2016年現在、国公立大学医学部の授業料は年間約50万円であり、別に入学時に約30万～40万円の入学金が必要となる。国公立大学ではさらに家庭の経済状況に応じて、半額減免やら全額免除の制度があり、後述の私立医大に比べて経済的にかなり「お財布にやさしい」

といえる。

また、理工系学部では大学院修士課程まで進学することは一般的になりつつあるが、この場合には大学院進学時に再び入学金を支払わなければならないし、4年の間に授業料が改定（＝値上げ）されれば、大学院の2年間は新価格が適用される。よって医学部進学は、理工学部修士修了よりも実はおトクなのである。というわけで、一般的な家庭出身で医師を志す受験生は、まずは国公立を第一志望にすることが多い。


しかしながら、国公立医大への進学は、お財布にはやさしいが、偏差値的には非常に難しい。近年の大学入試における医学部人気は上昇し、難化する一方である。弁護士や公認会計士は数が増えすぎて、年収300万円以下も珍しくない。高級官僚は天下り規制が厳しくなり、東京電力や日本航空といった大企業も安泰ではない。昭和時代のエリートコースが次々と色あせる中で、医師免許とは「日本で最後に残った優良資格」と、広く世間で認識されているからだろう。

その結果、「片田舎の国公立医大」＝「東大の非医学部」までに、近年の入試レベルが難化した。昭和時代には「そんなところに進学したらお嫁に行けなくなる」と言われて敬遠しがちだった女子高生が、近年では「女性が生涯を通じて働きやすい」と積極的に医学部を受験するようになった効果も大きい。２０１６年に大きな話題となった、超人気企業電通における東大卒新人女性社員の過労自殺は「女は東大より医大」現象を、さらに加速させるだろう。オヤジ系週刊誌では年度末になると、かつては「東大入学者数ランキング」を高校別に集計したのが目玉記事とされたが、近年では「東大・医学部入学者数ランキング」を載せるようになった。

二、目的別3医大

①防衛医科大学校（防衛医大）　給料が支給され、自衛隊としての訓練も

防衛医科大学校は、防衛省が管轄《かんかつ》する医大であり、入学した時点で、防衛省所属の国家公務員となる。定員は80人。学費は無料であり、宿舎や制服や給食が支給され、さらに給料（月額約11万円）やボーナスも支給される。「学費と衣食住がタダで、お小遣いまでもらえる」という、「日本一お財布にやさしい医大」といえる。ただし、戦前の陸軍軍医学校をルーツに持つ「軍医養成所」的な性格を今なお色濃く持っており、その学生生活は独特である。

防衛医大は全寮制であり、さらに2〜4人部屋での相部屋生活が必須であり、平日は早朝から大音響で流れる「君が代」で叩き起こされる。宿舎と学校は徒歩数分で、外出や外泊も制限があり、繁華街からも離れている（埼玉県所沢市）ため、一般的な大学生のように「授業をサボって自由な青春生活を謳歌《おうか》」とはいかない。医大生としてのカリキュラムに加えて、長期休暇中にはパラシュート降下訓練やら硫黄島訪問やら戦車同乗というような、自衛官としての訓練も必須である。というわけで、この軍隊的生活というか自衛隊生活についていけ

なくて毎年のように早期に辞める者が出現する一方で、順応してしまえばそれなりに楽しい世界らしい。

厳しいカリキュラムを共に乗り越えるので「同期の結束が固い」といわれる医学部だが、防衛医大の卒業生はさらに結束が固い。18歳から25歳ぐらいまでの多感な6年間を、文字通り寝食を共にし、学業のみならずハードな訓練の体験も共有するためであろう。開校当初は男子校だったが、1985年から女子学生も受け入れている。昭和時代には、「電話は公衆電話のみ」「テレビの個人所有は禁止」など、かなり硬派な寮生活だったそうだが、現在では「インターネット可」「看護学生との合同サークルも可」など、時代の波に応じてそれなりに軟化しているらしい。

卒業後は、「自衛隊病院での勤務」のような一般的な勤務もあるが「潜水艦での軍医」「南極観測船同乗」「ジブチや南スーダンなど、海外派遣される自衛隊部隊に同行」「レスリングや射撃など自衛官アスリートを、スポーツドクターとしてサポート」などのユニークな業務もある。防衛医官として9年間の勤務が義務付けられており、それより早期に退職することは可能だが、期間に応じて最大約5000万円を返還しなければならない。

②自治医科大学（自治医大）　出身県に戻ることが義務

自治医科大学とは、僻地の医師不足解消を目的に、都道府県の合同出資で設置された私立医大であり、総務省（旧自治省）の影響が大きい。定員は１２０人。各都道府県は２～３人の合格枠を持ち、県の判断で合格者を決定する。よって、合格者の偏差値レベルは都道府県によってかなり違いがあり、あたかも「高校野球の甲子園大会出場校における大阪代表と鳥取代表」のような格差がある。実際、「大阪府や神奈川県には、もはや大した僻地はないから、自治医大枠は他県に譲るべきではないか？」との意見は根強い。また、「統計学的にあり得ないぐらい、男子学生ばかり合格」という都道府県も実在する。

入学時には約40万円の支度金が支給され、学費はタダ（正確には貸与）、生活費は貸与型奨学金で賄《まかな》うことが可能である。防衛医大と同様に、地方都市（栃木県下野市）での全寮制の生活（こちらは個室）となるので、生活費もさほど必要ではないだろう。カリキュラムも他の医大と大差はなく、卒業後は出身県での９年間（留年すると１年半追加）の勤務（うち、半分は僻地）が義務付けられている。財布にやさしく、出身県に戻ることが義務付けられているので、地方の親御さんにとっては、実はとてもありがたい医大ともいえる。

しばしば問題になるのが、出身県の違う医師同士の結婚である。6年間、キャンパスライフのみならず寝食を共にするので、それなりの数のカップルが誕生するが、「北海道出身のA君と長崎県出身のB子さん」が結婚した場合、最悪9年間の別居生活になってしまう。まあ、実際には県同士で話し合って、「別居1年、北海道に2人で4年、長崎に4年」で手を打つことが多いらしい。しかしながら、この卒後9年間は女性の出産適齢期でもある。妊娠した女医を離島などの僻地に派遣することは非常に困難であり、「女医の権利保護」と「僻地医師派遣事業」の兼ね合いにはどの県も悩んでいる。よって、「じゃあ、ウチは男子学生しか採用しない」となる県も出現するのだ。

勤務拒否の場合、最大約2200万円の返還金が必要である。

③産業医科大学（産業医大）　北九州にある「産業医」育成校

産業医科大学とは、主に産業医の養成を目的とした私立医大であるが、厚生労働省（というか旧労働省）の影響が大きい。定員は105人。校舎は福岡県北九州市にあり、寮はあるが必須ではない。カリキュラムも産業医学関連の科目が多いが他の医大と大差はなく、防衛医大生や自治医大生に比べて、かなりふつうの大学生生活が送れる。「9～11年間、産業医として働くことが義務」とされているが、実は「大学病院や労災病院（旧労働省系の病院）勤務、大学院進学も含まれる」「産業医は実質2年間でも可」なので、卒業後も防衛医大や自治医大に比べて、わりとふつうの医者人生を歩む。

かつては、大学入試においてセンター試験を利用し、入試日程も国立大と同じであり、学費の実質的負担も国公立並みであり、受験対策も国公立と似ていた。現在では独自の入試日程を設定するようになり、施設費やら実習費などの名目での実質的学費負担が上昇し、その合計額は６年間で約１１００万円となった。

また、卒後義務を拒否する場合には、最大約１９００万円の返還金が必要である。

三、私立医大

学費が下がると偏差値が上昇

学費と偏差値、これが露骨に反比例するのが私立医大の世界である。学費総額が2000万円台という〝お買い得〟私立医大としては、順天堂大学、慶應義塾大学、慈恵会医科大学が挙げられる。昭和時代より難関大とされてきた慶應のみならず、順天堂大や慈恵医大のような「東京都にある〝お買い得〟私立医大」は、「地方の国公立医大」を偏差値的に凌《しの》ぐようになった。昭和大学は2013年から、特待生制度を充実させて学費を実質的に約1900万円まで下げて、それと反比例するように、偏差値が上昇中である。17年度に設立予定の国際医療福祉大医学部は、予定される学費が2000万円弱で、首都圏（千葉県成田市）に設立予定なので、新設医大といえども入試はそれなりの激戦になることが予想される。

また16年現在、「最も高い医大」は川崎医科大学であり、学費は約4550万円で、偏差値的には医大ランキングの最下位に近い。かつては、帝京大学医学部が約5000万円で

「最も高い医大」として有名だったが、2014年から約3750万円に大幅値下げした。それと同時に、東京都板橋区というアクセスの良さもあって、偏差値が上昇中である。川崎医大にはさらに全寮制の附属高校があり、内部推薦による進学制度がある。附属高校の学費も年約500万円であり、9年間を過ごすと合計約6000万円が必要になる。

しかしながら、現代の医大受験では「2~3浪」はよく聞く話だし、「ベテラン講師によるマンツーマン指導の医大専門予備校」の中には「学費年500万円」という学校も存在しており、それだけ投資しても医大合格は保証されない。よって、「最短期間で確実に、成績がビミョーな子供を医者にしたい家庭」にとっては、「9年間で学費6000万円の高校+医大」とは、それなりに価値のある投資となる。学校名から、神奈川県川崎市にあると誤解されやすいが、実は岡山県倉敷市にあり、開設者の川崎祐宣先生にちなんで命名された。

また、ベストセラー『女医が教える 本当に気持ちいいセックス』の著者でもあり、ワイドショーなどで活躍する宋《ソン》美《ミ》玄《ヒョン》先生は、川崎医大で博士号を取得したが、著作などでの略歴は「大阪大学医学部卒、医学博士」という、阪大で博士号を取ったと誤解を招くような表記になっている。公式ホームページにおける略歴も、2カ月間留学しただけのロンドン大学は記載されているが、4年間在籍した川崎医大大学院は載っていない。

アホでも入れる医学部はなくなった

「学費合計が4000万円を超すような私立医大は、簡単に入学できるのか?」と言われれば、決してそうではない。近年の医学部人気は私立医大全体の人気も上昇させており、「片田舎の私立医大」≒「慶應・早稲田の非医学部」レベルまで難化した。昭和時代に、しばしば囁かれた「寄付金を積めばアホでも入れる私立医大」というのは、もはや存在しない。実際、「早慶を出たら年収1000万円は確実」とはいえない世の中だが、「医師免許があれば、(おおむね30代以降は)年収1000万円」を稼ぐことは十分可能である。よって、生涯年収の合計を考えれば、「私立医大進学とは、4000万円かけても十分に回収が見込める投資」と考える家庭が増えている。

一般家庭からの進学を助ける教育ローン、奨学金

「世帯年収600万円のような庶民的家庭から、私立医大進学は可能か?」という問いに対して、答えは「本人の熱意と親の協力次第では、不可能ではない」。奨学金や教育ローンを活用……要するに、借金で進学するのである。米国でも医大の学費は高額(年4万〜5万ド

ル×4年間）だが、学費ローンを利用することが多く、「医大生時代に作った10万〜20万ドルの借金を抱える研修医」はふつうの話である。

「学費に4000万円かけても、年収1000万円以上が30年以上続けば十分返せる」式の計算は、金融のプロたる銀行員ならば簡単に思いつく。「医学部限定、上限3000万円までの教育ローン」という金融商品は、既に多くの銀行から提供されている。親が安定した職に就いており（あるいは、不動産など資産を保有している）、「住宅ローンをもう一つ背負う」レベルの覚悟があれば、学費捻出は不可能ではない。

深刻化する医師不足を受けて、地方自治体が医学生向けに独自に設ける奨学金制度が増えており、それを利用することも可能である。例えば、埼玉県では医学生に、医師不足地域や専門科（産科など）で働くことを条件に、「月20万円」の奨学金を貸与しており、貸与された期間の1・5倍働けば返済の必要はない（つまり、6年貸与の場合9年勤務）。また僻地勤務といっても、本当の僻地は少子高齢化が進行しすぎて出産年齢の女性が激減しており、産科そのものが存在しない。よって、埼玉県で産婦人科を選べば、少なくとも週末には東京都内で買い物やコンサートを楽しめる程度の地方中核都市には住めるだろう。

現在の医師紹介業者の相場は、ざっくり年俸の20～30％、すなわち「年俸1500万円の医者ならば300～450万円」が必要になる。また、白い巨塔時代の医局派遣とは異なって、せっかく確保した人材もいつ辞めるか分からないし、辞めた後の後任の保証もない。よって、「20万円×12カ月×6年間＝1440万円」（奨学金の総額）すなわち「若くてフレッシュな医者を1年あたり160万円で9年間確保」できる奨学金制度は、地方自治体にとってもお買い得な制度である。

近年の若手医師の大学病院離れを反映して、「卒業後に自校附属病院に勤務」「キツくて不人気な科（産科、救急救命科など）に勤務」などを条件に各医大から貸与される奨学金も増加中である。例えば、順天堂大では東京都と共同で「東京都枠」を設けており、「9年間、都の指定する施設で産科・救急・僻地医療などに従事」を条件に「学費全額貸与」「生活費月10万貸与」という超オトクな制度がある。条件を満たせば学費分は返還不要という太っ腹である。同様の枠は、慈恵医大や杏林大にも存在する。また、慶應大では「卒業後に研究医になれば返還不要」の、総額約1000万円の奨学金がある。

医学部にかかる学費

	学校	総学費(万円)	条件	その他
	国公立大	350		さらに減免制度あり
目的別3医大	防衛医科大学校	0(給料あり)	9年間自衛隊勤務	最大約5000万円返還
目的別3医大	自治医科大学	0	9年間医師不足地域勤務	最大約2300万円返還
目的別3医大	産業医科大学	1100	9－11年間産業医	最大約1900万円返還
私立医大	順天堂大	2080		私大最安値
私立医大	順天堂大(東京都枠)	0	9年間産科・救急・僻地など	生活費月10万円貸与
私立医大	慶應大	2180		
私立医大	慶應大(奨学金あり)	1170	成績優秀+研究医になる	
私立医大	昭和大	2200		
私立医大	昭和大(特待生)	1900	成績優秀	
私立医大	帝京大	3750		
私立医大	川崎医大	4550		私大最高値
私立医大	川崎医大(附属高校から)	6000		

卒業までの６年間でかかる学費の目安。2016年度データであり、学費以外のものは考慮しない

第3章　医者と出世

医師国家試験に合格した新人医師は、２００４年度からの新研修医制度によって、特定の診療科には属さないままの２年間の研修が義務化されている。その後、産婦人科や眼科などの自分がやりたい診療科を選択して、３年間の専門研修を行うことが一般的である。最初の２年間を初期研修、３～５年目を後期研修と呼んで区別している。初期研修の２年間は、単独での当直やアルバイトが禁止されている。

一、初期研修医（1～2年目）

月収10万円以下もあった昭和の研修医

昭和時代の研修医の給料は悲惨だった。国立大学附属病院だと「日給７０００円の非常勤×月20日勤務」がふつうだった。すなわち、「月14万円、ボーナスなし」であり、「月20日勤務」という建前であっても、「月30日出勤、かつ自宅で眠れるのはその半分」みたいな勤務実態が常態化していた。私が研修医生活を過ごした母校の附属病院もこんなもんだったが、当時はインターネットもなかったので他病院研修医と比べる術もなく、お金を使うヒマもなかったし、悩むヒマがあればとにかく寝たかったので、私も同期たちも大した不満を抱かなかったように記憶している。
私立医大はさらに悲惨で、「10万円以下」がふつうだった。「月3万円、なおかつ呼び出しがあれば30分以内に出勤せよ」のような、「東京じゃあ、アパート代にもならないんじゃ……」みたいな待遇の大学病院も実在した。2002年に発表された人気漫画『ブラックジャックによろしく』の舞台は「永禄大学という名門私立医大」で、研修医は「16時間／日勤務、平日睡眠時間2〜3時間、月給3万8千円」という生活だったが、主人公や同級生はそれに不平を持ってはいなかった。1998年の関西医科大学研修医過労死裁判（202ページ）のように、「月額6万円でこき使われた挙句に26歳で急死」のような、悲惨な過労死事件も存在した。

しかし、「それじゃあ、生活できない！」との心配はご無用、当時の大学医局は医師アルバイト斡旋所でもあった。『ブラックジャックによろしく』の主人公は、いきなり「交通事故がドンドン運び込まれる救急病院、一晩8万円」に派遣されて自信喪失してしまうが、現実の大学医局は、そこまで無謀ではなかった。『寝当直』と呼ばれる、急患のほとんど来ない病院の当直、一晩3万〜4万円」のような新米医者向けのアルバイトを、週1回程度紹介してもらうことで、当時の研修医は食いつないだ。

当直アルバイトの直前には、誰もが必死に「当直マニュアル」的な医学書を読みあさり、先輩医師に質問しまくって勉強した。医師として成長するにつれて、医局が紹介してくれるアルバイトは「ローリスク・ローリターン」から「ミドルリスク・ミドルリターン」へ変化していった。また「ミドルリターン」アルバイトを紹介してもらうことは、医局内における事実上の昇給でもあり、知識やスキルを磨く強い動機となった。実際、2年目の後半ともなれば「月額50万円超を稼ぐ猛者」も出現した。

また「封建的」「1年違えば、王様と雑巾」と批判されがちな医局制度だが、先輩・後輩の絆は強かった。「1年目医師の単独当直アルバイト」といっても、難しそうな患者が来たら、大学病院に電話して泣きつけば、誰かが助けてくれた。どうしても手に負えない患者を、救急車で大学病院に転送して、引き取ってもらったこともあった。経済的にも、食事・お茶・飲み会・学会旅費からキャバクラ代（医局によっては、もっとディープな出費も）まで、医局の先輩に面倒を見てもらえることが多かった。ゆえに、この時代の研修医たちは、愚痴をこぼし、時にはケンカしながらも、大学医局にとどまり続けたのだ。

大学病院から給料が高い一般病院へ

新研修医制度で時代は激変する。「研修医の待遇が非人道的」との批判を受けて、都市部の大学病院でも「月給20万〜30万円」という、大卒初任給として常識的な額が支給されるようになり、同時に「研修医の同意のない時間外労働は禁止」となった。また、給料アップと引き換えに、卒後２年間のアルバイトは禁止された。さらに、時間外労働は厳しく制限されるようになったので、時給換算で実に10倍以上の待遇改善となった。

この初期研修は大学病院だけでなく、一般病院で受けることも可能である。地方の医師不足に悩む自治体の中には、１年目研修医に年５００万〜１０００万円を出す病院も出現した。２００４年以降、「一兵卒扱いされ、給料は安く、残業や雑用はたっぷり」な大学病院よりも、「周囲から先生と敬われ、高給で福利厚生充実、残業や雑用も少ない」一般病院を選ぶ研修医が増えた。「白い巨塔」時代には、70％以上の研修医はいずれかの大学病院から医師キャリアをスタートさせていたが、04年に大学病院を選んだ研修医は58・８％と激減した。その後もさらに減り続け、15年には42・６％となり、「卒業生１２０人中、研修医として母校に残るのは10人未満」という地方医大、存続が危ぶまれる大学病院も複数存在している

（厚労省調査による）。
「こんなに働いて、手取り18万円なんて！」某私立医大の研修医は、しょっちゅう愚痴るようになり、そういう場面に遭遇した指導医は「キミのおかげで、いつも助かっているよ」などと、温かい言葉をかけなければならないそうだ。「ざけんな！　オレが研修医の頃は、月5万円だった！」などと怒鳴ると、パワハラに該当して始末書騒ぎになるらしい。「1日16時間労働がふつう」と言われて就職した者は12時間で帰宅できると「ラッキー」と感じるが、「週40時間労働が基本」と言われて育った者は「10時間働かされると、すご〜く理不尽」と感じるようだ。

厚労省の調査によると、2007年度の1年目研修医の年収は204万〜1075万円、平均410万円であり、こういうデータはインターネットによって簡単に検索できるようになった。そして人間の記憶には「204万円」よりも「1075万円」の方が残りやすく、自分の年収が410万円以下だと物凄く理不尽に思うらしい。「一般大卒の月給平均は20・8万円、修士卒22・6万円（日経連調べ）なんだけど……」という主張も、心に届きにくい。

同じ調査では、「研修医の労働時間は、平均64・7時間／週」とも報告されている。「白い巨塔」時代のような「平均労働時間は16時間／日、自分の時間はかろうじて日曜日の昼〜夕方のみ」という研修医は昔話となった。1年目から趣味を楽しめるようになり、「ワインスクールに通っているから、毎週金曜日は残業しません」という主張は当然のものとなった。インターネットの普及によって合コンや婚活サイトが発達し、地方都市在住の男性研修医がモデルやキャビンアテンダントと出会うことも容易になった。そして、なまじ自分の時間があって趣味や合コンに邁進できるようになると、先輩の10倍の給料をもらっても「少ない」と不満を覚えるものらしい。

これが大学病院から鬼軍曹が消えて、物わかりのよい（ふりをした）インストラクターと化した顚末《てんまつ》だ。「研修医の過労死事件」も皆無となった。一方で、かつては兄弟や家族以上ともいわれた「医局の同期や先輩・後輩の絆」は、「スポーツクラブのコーチと生徒」のようなサラリとした関係になった。

二、後期研修医（3〜5年目）

2年間の総合的な初期研修を終えた若手医師は、3年目から「内科」「眼科」など専攻科を選んで後期研修に入り、同時にアルバイトが解禁される。2016年放送開始の『仮面ライダーエグゼイド』は仮面ライダーシリーズで初めて医者が主人公になった。「聖都大学附属病院の小児科研修医」という設定であり、後期研修医に相当するようだ。

御三家は「眼科・皮膚科・精神科」

現在、研修医に人気の高い専攻科の御三家が「眼科・皮膚科・精神科」といわれている。QOML（Quality of My Life、自分の生活の質、201ページ）が高いのが理由らしい。患者の生命に直結せず、急患・当直・時間外労働も少なく、医療訴訟も少なく、開業しやすい。しかも、ほとんどの病院は今もなお全科同一賃金であり、多忙なハイリスク科と同じ収入なので、相対的においしい。一方、「白い巨塔」時代には「花形」といわれた外科の入局希望者は激減し、その中でもハイリスクで激務な心臓外科医や脳外科医は、現在では絶滅危倶種といわれている。

医大を目指す受験生の志は、今も昭和時代とは大差ないように思う。「病気で困っている人を救いたい」「医者になるなら、より優れた医者になりたい」「心臓外科や脳外科のスーパードクターってカッコいい」といった、若く純粋でちょっぴり無謀な思いにあふれており、医学部卒業の頃まではそういう夢や理想を持ち続けるようだ。「白い巨塔」時代には、こういう夢や情熱のままに外科やら産婦人科に入局する医学生がそれなりに存在しており、ハイリスク科の大学医局もまあまあ栄えていた。

しかし、２年間の初期研修で、若手医師は医療の現場のリアルを知り、これまで持っていた夢や理想が大きく崩れることが多い。夜中の呼び出し、患者からの理不尽なクレーム、医療訴訟対策の書類の山、感染対策と称する不毛な会議、疲弊した先輩医師……いつしか情熱は醒《さ》めて、冷静に収入やＱＯＭＬの高い専攻科を選ぶ研修医が増えていった。

１回数万円のアルバイト

また、現在の医大生の３～４割は女子学生である。23、24歳ならば、まだまだ夢や理想を追求するままに専攻科を決めることもできたが、後期研修開始時の25、26歳ともなれば結婚・妊娠というライフイベントは眼前の重大事である。「35歳までに、子供を2、3人産みたい」ならば、最初の妊娠はアラサーになり、ちょっと浪人すると実質的な専攻科の研修期間が2、3年にならざるを得ない。「QOML重視」は、女性研修医においてより顕著になった。

「初期研修を一般病院で行い、腹痛や発熱を診られるようになった若手医師は、専門研修では大学病院に戻ってくれるはずだ」……かつてこう期待していた大学関係者も多かったが、あっさり裏切られた。「人間は、生活レベルが上がるのはすぐ慣れるが、下がるのはすごく苦痛」なのだ。一般病院で「QOMLの高い自由な2年間」を送った若手医師が、「給料激安、雑用や時間外労働はたっぷり、なおかつ封建的」な大学病院に戻ることは稀《まれ》であった。

後期研修は努力目標であり、必須ではない。「初期研修のみ受けて行方不明」という研修医も相当数にのぼる。女性研修医の中には、初期研修中はいろんな科をローテートしつつ男性医師を物色し、婚活（デキ婚を含む）に励み、医師夫をゲットした後は研修病院を寿退職し、健康診断アルバイトなどでお小遣いを稼ぎつつ医師夫婦としてセレブ生活を満喫……という者も散見される。

3年目以降の医師には、アルバイトが解禁される。昔も今も、大学病院の医師には週1日程度の「研究日」という名の公認アルバイト日がある。また、大学医局には「他病院の当直（1回3万〜5万円）」「予防接種外来（1回4万〜8万円）」といった医師アルバイトが近隣の病院から集まっており、教授や医局長が個々の医者に割り振っている。大学病院の医師はこういうアルバイトを行うことで、主たる勤務先からの薄給（後期研修医で、年300万〜400万円程度）を補って（年200万〜300万円程度）生活している。第1章で述べたように「白い巨塔」時代には、こういう医師アルバイト情報は大学医局が独占していた。教授や大学医局に逆らうことは、すなわちアルバイト収入を失って生活に困窮することになるので、理不尽なことがあっても若手医師は教授や大学医局に従わざるを得なかった。

インターネットでバイト探しが容易に

新研修医制度に始まる若手医師の流動化と、インターネットの発達を受けて、民間の医師転職業者が発達した。こういう業者は主たる勤務先の転職だけでなく、「定期非常勤」という「毎週金曜日の外来」といった業務や、「スポット」と呼ばれる「4月5日の学校検診」といった単発アルバイトも紹介してくれる。業者によっては、「美容外科でアンチエイジング外来、1日10万円」のような高額アルバイトも紹介してくれる。スマホで「医師　アルバイト」とネット検索すれば紹介業者が数十社は見つかり、数分あればサクッと登録できる。あとは、スマホに大量のアルバイト情報が流れてくるので、気に入った条件のバイトを見つけて業者に連絡を取れば、「日給5万円以上」のアルバイトが簡単に見つかるようになった。

後期研修医でも真面目なタイプは「大学病院の本給＋医局紹介アルバイト（年３５０万円＋２５０万円など）」で生計を立てているが、商才のあるタイプだと「本給＋医局アルバイト＋民間業者アルバイト（３５０万円＋２５０万円＋３００万円など）」で収入を得ている者も多い。さらに民間業者アルバイトに夢中になると、大学病院での勤務を「割に合わない。毎日アルバイトした方が収入倍増だよな」と感じるようになり、上司が厳しく叱責するとか、（特に女医の場合）院内恋愛の破局などが引き金となって、突然辞めて行方不明になる後期研修医がしばしば出現する。

しかし、医師アルバイト紹介業者にさえ登録しておけば、今の若手医師は突然辞めても全く生活には困らない……というか、収入アップも可能なのだ。また、こういう業者には「キャリア・カウンセラー」のような肩書きのやさしいお姉さん（オジサンのこともあるが）が在籍しており、こういう人たちは若手医師を「センセイ」と持ち上げつつ（表面的には）親身になって話を聞いてくれるので、若手医師はますますウザい上司のいる大学病院には戻りたくなくなってしまうらしい。

また、初期研修を終えて行方不明になる若手医師は、業者に登録してアルバイトを紹介してもらい、生計を立てているらしい。吉本興業のピン芸人「しゅんしゅんクリニックP」は初期研修終了後にお笑いの道に入った医師だが、売れっ子芸人とは言い難いようで、献血時の問診などの医師アルバイトで生計を立てているそうだ。

新研修医制度によって、研修医の収入は明らかに増え、労働時間は減った。また、大学病院の指導医たちは「今の研修医はすぐ辞めるし、辞めても生活には困らない」ことを十分思い知らされたので、大学医局の封建的な上下関係はかなり緩和された。

「激務で成長」が失われて

「1万時間の法則」という俗説がある。「プロになるには1万時間の練習は必要」という意味であり、日本の古くからの諺でもある「石の上にも3年」にも通じる。1万時間とは、「白い巨塔」時代の、「1日16時間労働×週6・5日労働＋当直」の研修生活ならば、2年弱で達成することができた。当時は、産育休制度などはまだまだ普及していなかったが、『女医は使えない！』と言われないようガンバロウ」的な精神は今より強かったし、女性研修医も医局のソファで仮眠しながら1日16時間労働に耐えていた。

実際、私の同期たちも2年目後半ともなると男女を問わずソコソコ活躍していた。耳鼻科のA子先生は、40代上司が病気で倒れたが後任部長が来ず、2年目で部長代理として外来や病院運営業務を全てこなし、手術は唯一マスターした扁桃腺摘出のみを行い、難しそうな患者は大学病院に紹介して3カ月間を乗り切った。産婦人科のB子先生も、上司が学会出張中に胎盤早期剥離（母子共に死亡率が高い難疾患）の妊婦を見つけ、通りがかった脳外科医を第一助手にした緊急帝王切開で救命した。給料も休みも少なかったが、「自分が医師として成長している」という手ごたえは確かにあり、それが当時の研修医にとっての最大の報酬だった。また、同じ激務を耐え抜いた仲間との絆は、今よりもはるかに強かった。

新研修医制度の「週40時間労働＋当直なし＋有休たっぷり」というシステムでは、1万時間には4、5年が必要になる。「（昨夜は、合コンで盛り上がって午前様だったので）今日はしんどいから、仕事できませ～ん」のような、「それ、社会人としてどうよ！」な研修医は放置され、それを叱る指導医はパワハラ扱い。それが厚労省の定める現在の研修医指導ガイドラインである。女医の産育休時短は法令遵守されるので、「(昨夜はベビーの夜泣きがひどく、寝不足で）しんどいから、今日は早退します」という主張も当然のものとなった。そして、医師としての成長は「白い巨塔」時代に比べて明らかに遅くなった。しかし、そのことに悩んでいる研修医は少ない。『仮面ライダーエグゼイド』も（少なくとも）3年目以降の医者なのに、患者に「半人前の医者」と言われており、周囲もそれを問題視してはいない。

かつて「研修医は2年間出産禁止」を公言した産婦人科教授は、「セクハラ＋パワハラ管理職」なのか、それとも、「女医が生涯医師として活躍できるよう、2年ぐらい出産を遅らせても医学的には問題ないから、まずはスキルを磨け」という、よきアドバイザーだったのか。

この新制度によって、研修医は幸せになったのだろうか？

三、医員・助教（6〜10年目）

初期研修2年＋後期研修3年を終了すると、専門科での専門医受験資格が与えられることが多い。医師国家試験に合格した6年目以降は、とりあえず形式的には「一人前の医師」として病院社会で公認されるようになる。ただし、「医者が一人前になるには何年必要?」との問いには、診療科にもよるが「医師免許取得後10年」が最多の回答ではないかと思う。人体はコンピューターではないし、同じ細菌に同じ薬を処方しても同じ結果が出るとは限らない。医師国家試験や専門医試験で判定できるのは教科書的な知識だけであり、実際にその患者を治療したり副作用にヒヤッとしたりという経験に裏打ちされてこそ、医者としての生きたスキルになるのだ。運転免許試験を満点で合格しても、実際に公道で自動車を運転して急な割り込みやら徘徊する認知症老人などにヒヤッとする経験なしには、ドライブ技術が身に付かないようなものである。

10年を経過すると仕事が楽しくなる

厚労省や学会のエラい人たちは、研修プログラムやらガイドライン遵守を要求したがるが、病人はプログラム通りに受診してはくれないし、病気は教科書通りの経過をたどるとは限らない。その診療科における疾患や修羅場を一通り経験し、「なんかヤバそうだ、この患者は入院させよう」という第六感が働くようになるには、ざっくり10年の経験が必要だと思う。また、10年とは「当直・残業・呼び出しを含んだフルタイム勤務」でもあり「医者という職業にフルコミットして、泥臭い雑用をこなす」10年である。「子育て中なので、当直・残業できません。オペも重症対応もダメ」的なママ女医生活では、一生到達できないだろう。

そして、この「第六感」とか「心眼」などと呼ばれる能力を体得して次のレベルに進化した医者は、仕事がググッと楽しくなってくるものである。現在、「ママ女医の復職支援」が盛んに論じられているが、「仕事が楽しい」レベル以前でキャリアが中断した（なおかつ、男性医師と結婚するなど経済的には困っていない）女医を第一線に復職させることは、どんな支援策を講じても難しい。一方、「仕事が楽しい」レベルに到達した女医は、自分で家政婦を見つけるなり、中にはジャマな旦那とは離婚する者も出現して、放っておいても復職するように思える。

医師にとって、専門科における専門医資格は、キャリアの節目でもある。大学病院では、医員や助教という、会社でいえば平社員や主任のような正社員的ポストを与えられることが多い。また、大学病院での給料そのものは年４００万〜６００万円と微増するだけだが、医師アルバイトの種類が予防接種などの「医師免許があれば誰でもできる仕事」から、「専門性を要求される仕事」に変化してゆき、それにつれてアルバイト料も増えて、実質的収入がアップしてゆく。

体力を消耗するが稼ぎが大きい当直バイト

30代前半の中堅医師ならば「当直バイト」、すなわち「夕方まで大学病院の仕事をこなす→外部の病院で当直業務をこなす→翌朝も大学病院で通常業務」というアルバイトを依頼されることが多い。体力をかなり消耗するので、40代以降にはキツい仕事である。

当直バイトにはレベルがあり、仕事密度やリスクに応じた市場価格が存在している。「寝当直」と呼ばれる老人病院などで待機しているだけのような案件はバイト料も安く（一晩３万〜４万円）、後期研修医向けとされている。救急指定病院など、それなりのスキルが要求されて、救急車がバンバン来るような病院では高い（一晩５万〜12万円）。

厚労省の定めた「卒後2年間当直・アルバイト禁止」によって、医師の中で最も体力に恵まれた2学年分の医師を当直医として活用できなくなった。現在の医大生の女性率は3〜4割で増加傾向にあり、彼女らはアラサー以降、妊娠・出産・育児モードに入る者が多いので、当直拒否者は増加する一方である。また、「男性にも育休を!」運動の効果なのか、男性医師でも育児を理由にした当直拒否者（妻が専業主婦のケースもあり）が出現しており、「男が当直拒否だと！　ふざけるな!」などと言おうものなら、上司の方が処分されかねないのが昨今の世相である。というわけで、現在はどこの病院でも当直医の確保には苦労している。

「寝当直」系の当直はまだしも、「スキル」と「体力」の双方を満たすハイリスク当直が可能な医師は、年々減少する一方である。よって、ハイリスク当直の市場価格は上昇する一方であり、さらに「救急車受け入れ1台1万円」のような加算が付く案件も増えている。遠方や僻地病院ではさらに高額となり、「北海道網走市の病院で12月29日〜1月3日の5泊6日、計100万円」のような高額案件も珍しくなくなった（32ページ）。なお、開業したものの患者が思ったほど集まらずローン返済に四苦八苦している開業医が、こういう案件を担っていることもたまにある。

四、講師〜准教授（11〜20年目）

「卒後10年」というのは医者にとって独り立ちの目安でもあり、ぼつぼつ開業する医師も出現する学年でもある。大学病院からの本給は年600万〜800万円程度なので、後述するアルバイト料が実質的な年収を決めている。卒後10年目以降の中堅医師は、専門スキルを活用してのアルバイトで稼ぐことが多い。消化器内科医ならば胃カメラ、婦人科医ならば体外受精の採卵、などであり、日給10万〜20万円程度は稼げるだろう。『ドクターX』にも「腹腔鏡手術が得意で、大学病院に在籍しているが、出張手術のアルバイトで荒稼ぎする」加地秀樹准教授（勝村政信）が登場している。主人公のような「フリーランスの外科医」はフィクションだが、加地先生のような「アルバイトしまくりの凄腕外科医」は、現実にあちこちの病院で活躍している。

凄腕医師には高額アルバイトが殺到

日本の大学病院の多くは典型的サラリーマン組織でもあり、ダルビッシュ級の凄腕医師が在籍していても、「特定の個人だけに高額ボーナス」というわけにはいかない。ゆえに、「高額アルバイトをガンガン入れる」ことが、事実上の「凄腕医師に対するボーナス」になっている。また、「高額アルバイトのオファーが殺到」することが、「その医師が有能であることの証明」ともいえる。そして、上司や病院管理職は「有能医師の派手なアルバイト」に関しては、見て見ぬふりをすることが多い。

最近、リクルート、サイボウズ、ロート製薬などの有名企業が、「副業ＯＫ」を宣言して話題になっている。「優秀な社員を確保したいが、人件費に限りがあり、周囲の同僚と給料に大差は付けられない」企業においては、「外でのアルバイトが事実上のボーナス」効果で、有能人材の獲得・慰留に有用なのだろう。

また、大学病院という組織はピラミッド型組織でもあり、教授にならない人材はいずれ辞めざるを得ない宿命にある。そして、大学病院を辞めた後の就職先を見つける方法として、あちこちの病院でアルバイトして腕をアピールしつつ人脈を広げておくことは、とても有用である。病院側としても、正式契約の前に「あらかじめアルバイトで医者の腕や人柄を見ておき、また病院の実情を理解してもらう」というステップを踏むことは医師定着率を確実に上げる。現在では、インターネットによる医師転職業者が盛業中だが、「ネットに常時広告が出ている病院は、しょっちゅう医師が辞める病院」でもあり、「ネットでサクッと確保できるような人材」は「ネットで見つけた次の病院にサクッと転職する」リスクが高い。

五、医大教授（21〜30年目）

大学病院で教授のポストを得られるのは、卒後21〜30年目頃になる。「白い巨塔」時代には大学医局の頂点に立つ医師垂涎のポストだったが、新研修医制度の副作用でその輝きは鈍り、近年の粗製乱造（47ページ）でデフレ傾向が著しく、その旨味も薄くなった。大学病院からの本給は年８００〜１２００万円程度で、教授の肩書きを利用したアルバイトによって、事実上の年収が決まる。例えば、天皇陛下のバイパス手術執刀医としても知られる順天堂大の天野篤先生は、２０１６年のアエラムック「医学部がわかる」のインタビューで、「(大学病院と他病院を合計した）年間所得は５０００万円以上」と答えている。

腕のよくない「ハズレ教授」たち

「医大教授とは優れた医者がなるもので、その辺の開業医より腕は立つ」という認識は、昔も今も大きな間違いである。大学病院において医者を選べるならば「35〜50歳ぐらい、講師准教授クラス」を選んでおけばハズレが少ない。そして、教授の肩書きを持つ医者の腕は、実際のところ当たりハズレが大きい。天野先生のように、腕一本で教授選考に勝ち残るタイプは外科系（特に心臓外科）では増加中だが、大学病院全体としては残念ながら、まだまだ少数派である。「ネズミの実験で論文をたくさん書いて教授」というタイプは内科系に多く、今もそれなりの数が存在する。

大学病院とは、典型的な日本型サラリーマン組織なので「ゴマすり＋院内政治」「年功序列でなんとなく」タイプも、当然ながら実在する。「大学病院は直接受診せず、小さな病院で紹介状をもらってから行くべし」とはよく言われるが、この「ハズレ医者を引かない」という意味でも紹介状は重要である。近隣クリニックの先生も、誰が「ハズレ教授」なのか薄々は把握している。ハズレ医者を引かないためにも、その大学ＯＢが開業した診療所などで紹介状をもらってからの大学病院受診を、強くお勧めしたい。

「回診」も教授ブランドのうち

教授ともなると、部下を伴うようになるなどアルバイトにも幅が出る。また教授という肩書きを求めた一般病院の外来を担当することもできる。以下に、８つにものぼる教授の稼ぎ方をまとめた。

①手術・診療アルバイト

手術や血管内カテーテル治療のように、外部市場で切り売りできる確かなスキルのある教授は、高額アルバイトを多数こなして報酬を得ることは簡単である。大学病院としても、病院の看板になるような凄腕医師の派手なアルバイトは、目をつぶることが多い。「腹腔鏡の魔術師」と呼ばれた『ドクターX』の加地秀樹准教授のように「デモンストレーション手術」と称する外部病院への出張アルバイトで、得意な手術をバンバンこなせば1日15万～50万円（天野教授クラスは更に高額）は得られるだろう。

②教授外来・回診

動物実験やら政治力で教授になった「医師としての腕は平均以下」タイプの医師でも、教授ブランドをうまく使えば高額アルバイトが可能である。都市部のセレブ向け病院では「医大教授の外来」を売りにして、「箔付け」や「医大とのコネクション」を演出して集患する施設も存在する。そういう病院では、教授ブランドに対して色を付けたアルバイト料（半日10万円など）を、支払ってくれるようである。また、「特別診察」と称して入院中のVIP患者に対して教授回診を行い、プレミアム感を演出することで「回診1回5万～10万円」

の報酬を得ることもあるらしい。

『ドクターX』の主人公が「いたしません！」と拒否する教授回診だが、患者によっては「部下をゾロゾロ連れた貫禄のある医者に聴診器を当ててもらう」と、すごく安心してもらえ、痛みが消えることすらある。「病は気から」とか「プラセボ（偽薬）効果」と揶揄《やゆ》する人もいるが、事実である。

教授の第二のポケットと呼ばれた東電病院

かつて東京都内に、東京電力病院という施設が存在した。東日本大震災時の原発事故被害者への巨額の賠償金を捻出するために、２０１４年に閉鎖され、その後も「猪瀬直樹元知事の借金５０００万円」騒動などで話題になった。表向きは「東京電力関係者の福利厚生施設」ということになっている病院だが、近隣の「某医大病院における事実上の別館」でもあることは医療界では有名な話だった。「某医大病院に入院したいが、人目には触れたくない有名人」などが東電病院の個室にこっそり入院し、近隣から出張した教授が診察し、「実働30分で10万円」のようなアルバイト料を病院側から受け取っていたらしい。

東電関連施設には総括原価方式（使った原価に応じて価格が決まる）が適応されるのでコ

スト意識が超低く、東電病院は「病床稼働率20%」でも潰れない日本で唯一の病院であった。原発事故前は人件費の管理もユルユルだったので「タッチ&ゴーで1日分のバイト料がもらえる、某医大教授の第二のポケット」としても機能していた。

③研修医同伴アルバイト

医大教授の中には「研修医をたっぷり働かせて、自分は指導と称してチョロッと顔だけ出して、2人分の報酬ゲット」という形のアルバイトを行う医師がいる。中には「会議で多忙」と称して自分は病院出張しないまま、研修医のみ外病院に派遣して、報酬は2人分ゲット……という強欲タイプも実在する。

2006年、千代田区の総合病院で、「歯科医師による全身麻酔中に患者死亡」というニュースが報じられた。その後の調査では「教授（医師）が研修医（歯科医師）を同伴しての出張麻酔アルバイトという約束だったが、歯科医師のみで全身麻酔を行っていた」最中の出来事だったことが判明している。その後も、「毎週木曜日の出張麻酔2人で、月額80万円」の約束だったが、自分は「学会出張」などと言ってサボりまくって、「実質4時間労働で、月40万円ゲット」するような教授は存在する。しかし近年では、病院側としても手術室業務を滞りなく運営するために、「時給1万円のフリーランス」と新規契約して強欲教授と置き換えてゆく傾向がある（ゆえに、フリーランスは教授に目の敵《かたき》にされやすい）。

④医師派遣の謝礼

「白い巨塔」時代は、大学医局が医師派遣事業を独占しており、常勤（正社員）医師を大学医局から外部病院に派遣した際には、教授への謝礼が常識だった。第1章でも述べたゴルフコンペでの賞金は氷山の一角。「教授が投機に失敗した塩漬けマンションを、さりげなく高値で購入」「会食で（ワインの）DRCモンラッシェを提供」……など、医師派遣に伴う水面下での謝礼は、この時代には広く行われていたようだ。

目撃した分厚い茶封筒

今もなお、大学医局にはアルバイト医師の派遣依頼が集まっており、「どの病院を優先して、誰を送るか」について、教授の影響力は存在する。近年の医師人材派遣業者の手数料相場は約20％であり、「10万円のスポット医師派遣×50（週1回として1年分）×0・2＝100万円」なので、「教授やら医局長に5〜10万円渡せば、安定的に医師が派遣してもらえる」ならば、病院にとっても悪くない取引となる。私自身も大学病院勤務時代には、教授室の片隅に置かれた手提げ紙袋の中に「菓子折と、ビミョーな厚さの茶封筒」を目撃したことがある。また、95ページの「自分は動かず研修医のみをアルバイト派遣して、報酬2人前ゲット」という教授は、医師派遣謝礼のバリエーションといえるかもしれない。

⑤医学博士号

「白い巨塔」時代、若手医師が医学博士号を取得する際、教授に「研究費」などの名目で20万～50万円程度を包んで手渡すことが「礼儀」とされていた。俗に「丸書き」と呼ばれるゴーストトラ（以下略）に近い場合は「100万円が相場」といわれる大学医局もある。2001年には、大阪地検のゴルフコンペ賞金事件捜査に伴い、博士号取得で「1人50万円×20人以上＝1000円万以上」の謝礼を受け取っていたことが発覚した。これも同じ医大の教授である。

新研修医制度以降、教授への謝礼は下火になったが、「丸書き」システムは今も形を変えて生きている。「私立医大は学費と偏差値が反比例」と第2章で述べたが、「博士号は謝礼と難易度が反比例」する。東大・京大などの歴史ある総合大学では、博士号審査の出費は「実費～10万円以内」だが、審査そのものは厳しい（「英文論文が常識」「国際的な権威のある査読付き雑誌への掲載が必須」など）。

地方医大は概して審査が甘く、偏差値の高くない私立医大ほど「日本語でも可」などさらに甘く、前述の「丸書き」が増え、謝礼も高い。

⑥仲人料

「白い巨塔」時代、若手医師の結婚式では自分が所属する医局の主任教授に仲人を依頼するのが、半ば常識とされていた。医局によっては、教授夫人などが若手医師の縁談を世話することもあった。ドラマ『白い巨塔』でも、財前教授夫人が研修医と資産家令嬢とのお見合いをセッティングするシーンがある。

頼まれ仲人のケースでも、30万～50万円程度を「お車代」などの名目で包むのが、当時の常識とされた。新婦が女医のケースでは、新婦側の主任教授を主賓にしての「お車代」も必要になった。医局によっては、助教授や医局長にも各々10万円程度の「お車代」が常識とされていた。ゆえに、当時の若手医師夫婦は、大学卒業直後や研修医終了直前など、医局に加入する直前に挙式するカップルが多かった。このような大学医局ならではの結婚式にまつわる出費を、かなり節約できるからである。

陰りゆく教授の威光を反映したのか、教授に仲人を頼む研修医はめっきり減った。「めんどくさいから、式には講師以上は呼びません」と、さらっと言ってのける若手医師カップルや、「お車代」など全く気にせずハワイでサクッと挙げる女医が増えている。

⑦製薬会社からの講演料・原稿料

製薬会社の主催する講演会で、その会社の製品の長所をアピールするプレゼンテーションを行い、「講演料」や「お車代」をゲットすることもある。中には、料亭やワインバーやキャバクラで開催される〝勉強会〟も実在する。また、製薬会社や医療機器メーカーのパンフレットに数行のコメントを書いて、原稿料をゲットできることもある。

⑧パーティー

「新教授就任」「第一外科教室設立50周年記念」「受勲」などがテーマのパーティーを開催して、医局員やＯＢだけでなく、製薬会社や医療機器メーカーや関連病院関係者を招待する。招待状には「会費１万円」などと書かれているが、空気を読んで別に「ご祝儀」を準備する営業担当者が多く、会費のみしか持参しなかった営業担当者は悪目立ちするリスクが高い。

大学医局の衰退や教授ブランドの低下に伴い、残念ながらこのようなおいしい教授アルバイトは減少する一方である。唯一、今後も有望な教授アルバイトは、他の医師同様に「外部市場で切り売りできる、高い専門スキルを活かしたアルバイト」のみである。

第4章　医者の稼ぎ方

一、勤務医の年収とは

２０１５年、厚生労働省「賃金構造基本統計調査」によると、全医師の平均年収は１０９８万円（平均40歳）であり、同調査では弁護士（１０９４万円）、公認会計士（７１７万円）、歯科医師（６５３万円）、薬剤師（５３２万円）、看護師（４７８万円）などを抑えて、全資格中トップとなった。「えっ、こんなものなの？」と驚くのは早すぎる。この数字は、研修医や大学院生や非常勤ママ女医も含まれている。２０１３年、日経メディカルオンラインの調査では、「勤務医の平均年収１４７７万円（平均年齢46歳）」とあり、こちらのデータの方が「（研修医や大学院生やパート女医を除いた）フルタイム勤務医の平均年収」を反映しているように思う。

地方で中小の方が給料大

日本における労働者の収入は、ざっくり言って「都会＞田舎」「大企業＞中小企業」「公務員＞民間企業」「有名企業＞無名企業」といわれるが、これが全て逆になるのが勤務医の給料の特徴である。東京都が日本一低く、僻地が高い。大学病院や巨大病院では低く、中小病院が高い。国公立では低く、民間病院が高い。そして「虎の門病院」「聖路加国際病院」のようなブランド病院では低く、無名の病院では高い。前述の「賃金構造基本統計調査」では、全国平均１０９８万円に比べて、東京都９０２万円（同39歳）、「職員数１０００人以上の大病院」では８２５万円（同36歳）、「10～１００人の中小病院」では１７０９万円（同52歳）となっている。

要するに、人気病院の給料は低くても医者が集まるので低いままだが、不人気病院で医者を集めるには高給で代償しなければならないのだ。「イケメンのモテ男は、電車や牛丼デートで俺様キャラでも、女性が途切れない」が、「非モテ男は、外車や高級レストランを活用してマメに尽くして、やっと女性が確保できる」というような現象だろう。

東京都内の40代フルタイム勤務医ならば、大学病院だと６００～８００万円（＋アルバイト）、公立病院やブランド病院で１０００万～１５００万円、ノーブランド民間病院１５００万～２０００万円、医師不足科（産科、救急救命など）でガッツリ当直すれば２０００万～３０００万円、が一つの目安である。それ以上を稼ぐには「美容外科」「レーシック（近視）手術」「ＡＧＡ（薄毛）外来」などの自由診療か、あるいは医師不足地域に転職することなる。

東北の非県庁所在地ならば、一般内科でも年収2000万～3000万円は可能だし、北海道北東部に行けばさらに高額が可能になる。2006年に、「和歌山県尾鷲《おわせ》市の産科医の年俸が5520万円」と報道されたことがあるが、「医師不足科の僻地勤務」だと、このレベルの報酬は今でも可能である。よって、「子供が医学部を目指して2浪、成績がビミョ～なので私立医大専門予備校で特訓中」「株の信用取引で大負」「開業したけど経営破綻」「女性問題で離婚係争中」のようなワケあり医師が、「妻子を東京に残して、僻地病院に単身赴任」というのはよく聞く話である。

薄給でも人気なブランド病院

医師に人気があり、給料が安くても医師確保に苦労しない病院の特徴は二つある。

一つはキャリア形成に有用な病院、要するに「今は薄給でも、将来の出世や高給につながる」病院である。かつて、「白い巨塔」時代の大学病院はそうであった。国立がんセンターは薄給で知られる国立病院だが、外科医にとっては「難しいがん手術をバリバリこなして腕をみがけるし、ネームバリューがあるので転職に有利、将来開業してもホームページで経歴アピールできる」人気病院である。一方で麻酔科医にとっては「長時間で単調ながん手術の麻酔ばかりやらされて勉強にならず、上から目線の外科医の相手も疲れるし、フリーランスに転職してもセールスポイントにはならない」不人気病院であり、ホームページでの「麻酔科医師募集」が常態化している。

もう一つは「人気病院なので、さらに人気が出る」病院である。人気のタワーマンションは価格が上昇し、「さらに値が上がりそう」なので、次々と買い手が現れる……という不動産バブルのようなものである。「聖路加国際病院」「虎の門病院」のような東京駅や銀座へタクシー基本料金で行けるような都心有名病院は一種のブランド化しており、実際の研修内容はさておき、研修医の人気ランキングは常にトップ10入りしている。このような超人気病院ならば、各科に多世代の先輩が在籍しており「3年後、5年後、10年後」のキャリアパスを描きやすいし、「医師大量辞職、そして医療崩壊」のような事件も起きにくい。

病院が診療以外に教育・研究にも手を広げるには、とにかく人手が必要なのだ。人気病院には後輩もどんどん入ってくるので、雑用を後輩に廻して自分は留学やら好きな研究に打ち込むこともできる。あるいは、後輩がたくさんいれば、産育休も取りやすく当直残業免除でも肩身の狭い思いをしなくても済む。アルバイトもしやすい。

逆に、不人気病院では人手不足が常態化しているので、教育・研究もおざなり、休暇や産育休は取りづらく、アルバイト困難、そして医師大量辞職や医局崩壊のリスクは高い。

二、研修医人気が「東大＞東京医科歯科大＞＞慶應大」の訳

２０１６年10月に公表された、２０１７年度の大学病院本院の研修医数ランキングは、１位：東大（１２７人）、２位：東京医科歯科大学（１１９人）、３位：京都大学（81人）であり、79位というかワースト１位が秋田大学（８人）、同２位：弘前大学（９人）、同３位：山口大学と産業医大（10人）であり、「都会＞地方」が明確に表れている。なお、「肝臓手術で死者多発」事件が騒がれた群馬大学はワースト７位（11人）である（１０９ページ図）。

外様に辛い慶應

臨床研修指定病院における研修プログラムはネットで情報公開されており、東大も秋田大も、研修プログラムそのものに大差はない。人気のあるマンションもそうでないマンションも、間取りやら耐震強度には大差がないようなものだろう。研修医人気の差はズバリ、所在地の「東京都文京区」と「秋田県秋田市」の人気の差である。「(不祥事を起こした）群馬大に負けるなんて……」としょんぼりしている秋田大関係者もいるが、これも結局のところ、

街として「秋田市より、群馬県前橋市の方がマシ」という若手医師たちの判断だろう。今の日本の地方都市は経済的疲弊が長期化して若者を惹き付けるような魅力が乏しく、このハンディキャップを地方医大の努力だけで克服することは不可能である。新研修医制度によって大学医局の生命線であった安定した新人供給が断たれ、地方医大病院の人手不足は改善の見込みが薄く、問題は根深い。

歴史とブランドイメージはピカ一で、ロケーションも新宿区と抜群の慶應大病院は、14位（55人）と冴えない。なまじ歴史があるので封建的な慣習やら昭和脳の爺医が温存されており、「生え抜き」「外様」の格差のみならず「幼稚舎（附属小学校）卒」「塾高（附属男子高）卒」のような格差がウジャウジャある。「俺様は塾高から慶應醫學部に進学した日本の醫學界を背負うセレブなエリート医師であり、東海大卒や北里大卒の医者は無条件で俺様に従うべき」と本気で信じている爺医のイタい言動は、現在では容易にネットで拡散してしまう。昨今の若手医師には敬遠されてしかるべきであろう。

『ドクターX』シーズン4の舞台は、「東帝大」という伝統ある名門医大である。ネーミングから東大病院がモデルと思うかもしれないが、東大教授とは所詮は公務員であり悪いこと

研修先の大学病院ランキング

順位	大学名	所在地	人数	自校者数
1	東京	東京	127	35
2	東京医科歯科	東京	119	63
3	京都	京都	81	38
4	筑波	茨城	77	38
5	神戸	兵庫	68	17
6	長崎	長崎	67	38
7	杏林	東京	65	43
	九州	福岡	65	18
9	和歌山県立医	和歌山	65	41
10	大阪市立	大阪	64	22
11	京都府立	京都	62	40
12	奈良県立医	奈良	61	53
13	東京女子医	東京	59	37
14	大阪医	大阪	55	41
	慶應	東京	55	15
16	滋賀医	滋賀	53	50
	兵庫医	兵庫	53	31
	順天堂	東京	53	25
19	広島	広島	52	31
20	横浜市立	神奈川	51	5
21	自治医	栃木	51	0
22	北海道	北海道	50	32
	熊本	熊本	50	32
24	川崎医	岡山	48	45
25	鹿児島	鹿児島	47	37
	慈恵医	東京	47	9
27	東海	神奈川	46	40
	岡山	岡山	46	20
29	獨協医	栃木	45	41
	日本医	東京	45	38
	愛媛	愛媛	45	34
32	香川	香川	44	41
	信州	長野	44	22
	関西医	大阪	44	20
35	聖マリアンナ医	神奈川	43	41
36	宮崎	宮崎	42	34
	福岡	福岡	42	27
38	埼玉医	埼玉	41	39
	日本	東京	41	36
	東京医	東京	41	30
38	千葉	千葉	41	13
42	旭川医	旭川	39	39
	山形	山形	39	36
	東邦	東京	39	25
	昭和	東京	39	23
46	大分	大分	38	36
47	久留米	福岡	36	24
48	金沢	石川	35	27
	大阪	大阪	35	10
50	北里	神奈川	34	32
	福井	福井	34	32
	帝京	東京	34	31
53	名古屋市立	愛知	33	16
54	富山	富山	32	31
55	金沢医	石川	31	31
	札幌医	北海道	31	26
57	山梨	山梨	30	30
	徳島	徳島	30	20
59	愛知医	愛知	29	25
	藤田保健	愛知	29	24
	近畿	大阪	29	24
62	鳥取	鳥取	27	25
63	浜松医	静岡	25	16
64	佐賀	佐賀	23	22
65	新潟	新潟	22	4
66	高知	高知	20	19
67	岩手医	岩手	19	19
	島根	島根	19	18
69	三重	三重	18	15
	岐阜	岐阜	18	9
	東北	宮城	18	8
72	群馬	群馬	16	11
	名古屋	愛知	16	2
74	福島県立医	福島	14	9
75	琉球	沖縄	12	7
76	山口	山口	10	9
	産業医	福岡	10	8
78	弘前	青森	9	7
79	秋田	秋田	8	7

「平成29年度の医師臨床研修マッチング結果」より著者改変。大学名は略称とした。複数の附属病院を持つ大学は、本院について集計。マッチングに参加していない防衛医大、新設の東北医科薬科大は除外した

をするにも限度があるのだ（せいぜい研究不正レベル）。プライドが高く、やたら校章や校歌をアピールして群れたがり、自校卒業生とそれ以外で露骨に態度を変え、ご自慢のブランドも低下傾向……とは、少なくとも東大や医科歯科大の現状ではない。

都心の病院でも集団辞職が

なお、「東京都心の医大は全て勝ち組か？」と問われれば、そうとも限らない。２０１６年にも、東京23区内の某大学病院で麻酔科医の集団辞職があり、「このままだと大学病院での手術が全面ストップしかねないので、日給12万円でフリーランス医師を急募」という騒ぎがあった。「集団辞職」とか「大学病院で日給12万円」そのものは、麻酔科業界では近年「よくある話」なので、もはやニュース性は乏しい。

ただ、東京都内には医大が13校も集中しているため、他の大学病院に転職することがとても簡単なので、医局崩壊時の医者の逃げ足が早いのだ。ゆえに、「診療・教育・研究共に平穏無事な勝ち組」っぽく見える大学医局も、教授交代時などに舵《かじ》取りを誤ると、あっという間に医師集団辞職を招き、数カ月で「大枚はたいてフリーランスに頼らないと、診療機能すら維持できない負け組」に転落しかねないのが東京の怖さである。まあ、そういう負け組病院がしょっちゅう発生するおかげで、私のようなフリーランス医師が仕事に困らないでいられるのだが。

研修医、愚にして賢

「大衆は愚にして賢（大衆はバカなようだが、実は賢い）」とは、自民党の偉い人の言葉らしいが、「研修医、愚にして賢」とも私は思う。「最近の若い者は自分のことしか……」とブツブツ言う医大教授やら院長も多いが、典型的な年功序列組織である大学病院の教授とか院長こそ、所詮は自分が引退するまでの数年間しか考えていない者が多い。悲しくなるぐらいである。最近の大学病院でよく見られる「教授の肩書きを乱発して、中高年医師を集める」という手法は、とりあえず数年間は機能するかもしれないが、十数年後に60代爺医集団になり果てた大学医局の現場を誰がどうやって廻すか、という視点が全く欠落している。

医学生〜研修医は一人前ではないが、ふつうの患者よりもはるかに現実の医療現場を見聞きしている。また、自分の職業人生が30年以上残っているので、短期的な「給料の高さ」「休暇の多さ」だけでなく、中長期的に「症例数が多く腕が磨ける」「優秀な指導医がそろっている」「留学・研究しやすい」「経歴としてアピールできる」あるいは「潰れそうにない」

病院を必死で探している。ゆえに医学生・研修医に人気の病院は長期的に持続可能な病院ともいえるし、厚労省やら学会理事長の爺医なんかよりもずっと日本の医療界の将来像を正しく予想しているように感じる。

2016年、世界大学ランキング（タイムズ・ハイヤー・エデュケーション）の「小規模（5000名以下）大学部門」で、世界12位（日本の大学では1位）だったのが東京医科歯科大である。また、封建的といわれる東大・京大医学部だが、「世界大学ランキング医学部門」でベスト100入りしたのは、日本では東大・京大だけである。世界大学ランキングでは論文数や被引用回数が重視されるが、ネットで医学論文を検索していても、この3大学の関与する論文はよく目につく印象がある。

さらに、「天皇陛下の心臓手術で外部から天野篤先生を招聘《しょうへい》」「iPS細胞研究で高名な山中伸弥先生（神戸大→大阪市立大院）を教授に抜擢」など、東大・京大は有能な外部医師を活用した実績がある。ゆえに「封建的だが実力もあり、非自校出身者でもチャンスがありそう」というのが、医学生・研修医が東大・京大に下した評価なのだろう。医学生・研修医が直感的に選んだ人気ランキングが、結果的には世界大学ランキングと酷似しているのは興味深い。

民間の医師転職サービスが最も発達しているのも東京であり、医師雇用の流動化が進んでいる。「フリーランスに転身して、年収1億円を目指す」のも、「就職した大学病院がブラックでも、過労死しそうになったらサクッと辞めて、転居せずとも別の大学病院へ転職」も可能で、人生の選択肢が多いのも東京の魅力ともいえる。「医師キャリアを東京でスタート」という多くの研修医の判断は、おそらく正しい。

母校に残った慶應生は15%

「世界に冠たる慶應義塾大学病院」と、2013年前後のインタビューで当時の慶應大学長や病院長が何度か公言している。ただし「世界に冠たる」という枕詞はオリンピックメダルのようなもので、「世界のトップから、せいぜいベスト3以内」あるいは「ハーバードやケンブリッジ大学医学部卒業者が、研修医として殺到するような病院」を指す言葉だと思う。「日本で14位、世界ランキングベスト100には入ったことがなく、ノーベル賞ゼロ」の大学病院トップの発言としては……正直イタいと思う。

ノーベル賞などで結果を出している東大・京大関係者には、ここまでの上から目線な発言はないし、「トップがこういうカン違いなこと言うから、若い医者に逃げられるんだよ」と、私を含む多くの医師が思っている。また、慶應大病院で非慶應大卒の医師が活躍したニュースは皆無であり、このことも「14位（79校中）」の一因なのだろう。

ただ、慶應大医学部の将来については、私はあまり心配していない。１０９ページの図によると、慶應大病院の研修医55人のうち慶應大出身者は15人だった。慶應大病院の内情を熟知した学生の約85％が、自校の大学病院に就職しなかった。慶應大医学部の４割は内部進学者で、かつてこのグループは強烈な愛校心を持つことで定評があったが、このグループすら60％以上が母校に残らなかった。『ドクターX』にも「東帝大卒だが２００人中１９０番台で冷遇され、渡米してスーパードクターとして成功し、母校に凱旋帰国する北野先生」が登場する。20、30年後、慶應大医学部のこの約85％の若者の中から、鮭が生まれた川に戻って産卵して次世代にバトンを渡すように、母校に凱旋してワクワクするようなイノベーションをもたらす医者が登場するような気がしてならない。ここでも、母校に残らない多くの研修医の判断は、おそらく正しい。

推奨する地域は千葉、埼玉

「新規開業や、フリーランス医師にお勧めの場所は？」と聞かれたら、「千葉県と埼玉県」が私の答えである。千葉県は人口約622万人に対して医大が国立の千葉大1校、埼玉県は人口約729万人に対して開業医後継者の多い私立の埼玉医大と目的が特殊な防衛医大の2校であり、人口に対して慢性的な医師不足状態にある。加えて、東京都や神奈川県のようにブランドイメージが良く、「セレブ生活を目指す医者の奥さん」が好んで住みたい地域ではない。というわけで、都心からのアクセスのわりには慢性的な医師不足に悩んでおり、並のフリーランス医師でも仕事に困らない地域なのだ。2014年の厚労省調査によると、医師密度（＝人口10万人当たりの医師数）の低いランキングは1位：埼玉、2位：茨城、3位：千葉である。

一方、医師密度が高いランキングは、1位：京都、2位：東京、3位：徳島、4位：鳥取、5位：福岡、6位：高知であり、京都・東京・福岡に医者が多いのはともかく、徳島（人口約75万人）・鳥取（約57万人）・高知（約72万人）のように、人口減少の著しい県でも国立医大を有すると相対的には医師過剰地域となることを示している。日本の人口1億2700万人を80医大で割ると、1医大当たり人口は約159万人となり、「1票の格差」ならぬ「1

医大の格差」を是正するには、実は「徳島大と高知大を合併して、埼玉県に医大を新設する」ことが有用である。

豪華なのに医者が逃げ出す地方病院

「医者が足りない」と騒ぐ地方自治体は多く、地方の医師不足の解決方法として、常に検討されるのが「医師の強制配置」であるが、「じゃあ、どこに余っているの？」という話になると皆が口を閉じるので、現在のところ実行される気配はない。「東京は余ってるんじゃ？」と思うかもしれないが、「埼玉・千葉の医師不足」は、住民が東京の病院を受診するので表面化していないだけであり、「埼玉・千葉・東京」を一塊として考えれば、決して東京の医師密度は高くはない。

「吹き抜けのある新築病院から医師がいなくなる」という法則がある。伊関友伸著『まちの病院がなくなる!?』（時事通信出版局）の中で、地方の自治体病院から医師が逃げる理由として紹介されている。田舎の公立病院は地方空港のようなもので、利権と補助金のカタマリでもある。採算の目処もないのに、各自治体が無計画に設立したセールスポイントのない小規模病院が多い。ローカル政治家は借金してでも、豪華で見栄えのする病院を建てて実績を

医師密度ランキング

順位	都道府県	医師数 総数	医師数 人口10万人あたり	順位	都道府県	医師数 総数	医師数 人口10万人あたり
1	京都府	8,516人	326.28人	25	兵庫県	13,461人	242.93人
2	東京都	43,297人	323.35人	26	北海道	12,987人	240.50人
3	徳島県	2,463人	322.38人	27	奈良県	3,201人	232.63人
4	鳥取県	1,785人	310.98人	28	宮城県	5,407人	232.26人
5	福岡県	15,660人	307.60人	29	山形県	2,606人	230.42人
6	高知県	2,232人	302.44人	30	山梨県	1,936人	230.20人
7	長崎県	4,170人	300.87人	31	群馬県	4,509人	228.19人
8	岡山県	5,760人	299.38人	32	秋田県	2,355人	227.10人
9	和歌山県	2,791人	287.44人	33	長野県	4,786人	226.93人
10	熊本県	5,156人	287.40人	34	栃木県	4,421人	223.28人
11	石川県	3,303人	285.73人	35	滋賀県	3,149人	222.39人
12	香川県	2,762人	281.55人	36	三重県	3,942人	216.00人
13	島根県	1,947人	279.34人	37	愛知県	15,927人	213.64人
14	佐賀県	2,319人	277.73人	38	神奈川県	19,036人	209.28人
15	大阪府	24,260人	274.56人	39	岐阜県	4,262人	208.82人
16	大分県	3,177人	271.31人	40	岩手県	2,622人	204.21人
17	愛媛県	3,679人	263.73人	41	青森県	2,681人	202.95人
18	広島県	7,453人	263.08人	42	静岡県	7,466人	201.51人
19	鹿児島県	4,300人	257.79人	43	新潟県	4,646人	200.87人
20	山口県	3,619人	257.03人	44	福島県	3,810人	196.90人
21	福井県	1,982人	250.89人	45	千葉県	11,735人	189.37人
22	沖縄県	3,552人	249.97人	46	茨城県	5,188人	177.73人
23	富山県	2,656人	248.22人	47	埼玉県	11,503人	158.90人
24	宮崎県	2,730人	245.06人	全国		311,205人	244.88人

厚労省「平成26年（2014年）医師・歯科医師・薬剤師調査」をもとに作成

作りたがる。医療・福祉という大義名分があると、いろんな補助金が取りやすいし、豪華であるほど取り巻きの建設業者は潤う。

だが、しばしば建てちゃった後に、「借金を返せるだけの収益を上げるには医者が足りない」ことに気付くのだ。補助金と借金で豪華な地方空港を作っても、「採算が取れないから」と航空会社が定期便から撤退して赤字が膨らんでゆく、という現象に近い。「白い巨塔」時代のように、医大教授にペコペコすれば、ホイホイ若手医師を派遣してもらえる時代はとうに終わった。ただでさえ足りない医者を「キレイな病院を建ててやったんだからもっと働け！」とこき使うので、「そんなこと頼んでない！　もう、疲れたよ」と、医師が去ってゆくのだ。民間医師派遣業者にはかつての医局のような強制力はなく、こういう噂は現在ではネットで拡散するので「病院を改築したら、医者が辞めた自治体病院」という火中の栗を拾う医者は非常に稀である。

要するに、地方の医師不足といっても、人口比で相対的に考えれば決して地方は医師不足ではない。むしろ、人口や税収減少に従って医療を含む公共サービスをダウンサイジングさせなければならないところを、バブル期の栄光を忘れられず現状維持に固執し、中には目先の補助金目当てに無茶なアップグレードを強行してしまう。やがて、経営破綻しそうになって「医者が足りない！　強制的にでも派遣せよ！」と大騒ぎ、というケースが非常に多い。

中央行政のとるべき道は、研修医制度をさらに強化して若手医師を僻地に強制派遣することではなく、縮小する地方経済に合致した身の丈にあった医療サービスを勧めるべきである。

そのためには、規制強化による医師派遣よりも、むしろ規制緩和で「インターネット遠隔診療」「薬の通信販売」「（配車サービスのベンチャー企業）Ｕｂｅｒによる病院通院の補助」などを推進すべきである。

「研修医、愚にして賢」とは、ここでもいえる。地方医大を卒業しても地方の自治体病院に自らの人生を捧げずに東京へ進出する研修医たちの判断は、おそらく正しい。

三、儲かるクリニックの条件

開業医といえば、世間では「楽で大儲け」的なイメージが強い。例えば、OLを主人公にした恋愛ストーリーには「年収5000万円の眼科開業医」のような謎の人種（少なくとも、私は出会ったことがない）が登場し、婚活女子にとっては最上級ターゲットともいわれる。ただし、開業医は起業家であり経営者でもあるので、社長や青年実業家の収入がピンキリであるように、開業医の収入もピンキリである。

開業医の収入に関する正確なデータは、実はあまりない。厚労省の医療経済実態調査が、かなりそれに近いと思われ、2015年の報告では、「個人診療所における損益差額が2675万円」とあるが、これをもって「開業医の年収は約2700万円」と断定するのは早計である。ここから開業時の借金返済、診療所の修繕費、医療機器の更新充実、退職金の積み立て……などを引いた数値が、オーナー院長の収入となる。震災の復興やオリンピックで建築費の高騰する現在、比較的安価といわれる「ビル診（ビルの一室を借りる診療所）」で数千万円、戸建て診療所では億を超えることも珍しくない。「やっと、開業時の借金を返し終えた……と思ったら、自分が体を壊して閉院」というのも、わりと聞くストーリーである。

つぶクリ、並クリ、うはクリ

「つぶクリ」とは、「2ちゃんねる」に由来するらしいインターネットスラングで、「つぶれそうなクリニック」である。反対語として、うはうは儲かるクリニックが「うはクリ」、そして両者の中間状態を指す「並クリ」がある。開業医といえば、「経費で外車やらキャバクラ豪遊」的なイメージが強いが、実は「この先生は開業なんかせず、おとなしく勤務医でいた方が、稼げたのに……」と言いたくなるつぶクリ院長は、けっこう存在する。また、失敗したフリーランス医師は勤務医に戻ることが多く、「勤務医とフリーランス」は双方向に転身可能だが、「勤務医から開業医へ」というルートは多額の借金を背負うので、片道切符となる。よって、収入の序列は、「うはクリ＞フリーランス＞勤務医＞つぶクリ」となる。

つぶクリ院長を目撃できる場所は、日曜日の民間病院当直室である。「収入アップというよりも、これ以上病院当直をしたくない」を、動機に開業する医師はわりと存在する。しかしながら、開業しても思うように集患できず売上は伸びないけど開業資金ローンの返済は待ったなしで、それを補うために泣く泣く当直バイトというのも、近年よく聞く話である。前述の「年末年始の僻地病院当直、５泊６日で１００万円」（32ページ）という案件は、実はつぶクリ院長が担っていることも多い。

勉強、診療一筋の医師ほど騙される

医大の授業では、クリニック開業法は教えてくれない。大学医局も、多少は相談に乗ってくれるが、基本的には自己責任である。というわけで、いわゆる「開業コンサルタント」に頼ることが多い。しかし、このコンサルという人種も玉石混淆《ぎょくせきこんこう》である。というか、「石石石玉石」という調子でハズレが多い。しかも、勉強と診療一筋だった医師ほど、玉と石を見分けられない。「先生のお人柄に感銘を受けて、手弁当で協力させていただきます」というような、「そんな訳ねーだろ！」的な大甘セリフを信じ込んで、訳あり不動産を高値でつかまされて開業資金ローンを増やしてしまう、お人よしドクターも多い。大学病院や勤務医としての出世に出身大学の偏差値はまだまだ影響力があるが、開業に関して相関は薄い。というか、勉強と診療一筋だった真面目な国公立系タイプよりも、医大生時代よりテキトーに遊んでいた都市部の私立医大タイプの方が、開業医としてドツボにハマる確率が低いように見える。

つぶクリこと「勤務医時代よりも貧しい生活を余儀なくされる開業医」のみならず「全財産をはたいて開業したが、経営不振でひっそりと閉院し、後には借金だけが残った医師」も、アピールをしないので目立たないだけで、世間にはけっこう存在している。この「借金だけが残った医師」は、高額報酬を提示する僻地病院へ転身し、借金返済に励むことが多い。下心ミエミエの婚活女子にあっさりと引っかかるお人よしドクターは、下心ミエミエの開業コンサルタントにもあっさりと引っかかりやすい。ドクター狙いの婚活女子も、こういうリスクを理解した上で、婚活に励んでいただきたいと思う。

なお、つぶクリの実態をもっと詳しく手軽に知りたい方は、茨木保著のマンガ『がんばれ！　猫山先生』シリーズ（日本医事新報社）がお勧めである。

自由診療は「うはクリ」の近道

「うはクリ」こと勝ち組開業医の条件は何だろうか？

筆頭に挙がるのは「親が既に開業資金返済を完了したうはクリのオーナーで、それを継承した」という身も蓋もないが、よくある話である。立地も重要なポイントである。千葉県・埼玉県のような医師密度の薄い地域は成功しやすい。逆に、東京都の目黒区や世田谷区のような医者ファミリーが好んで住みたがるようなブランド地域は激戦区となり、不動産価格は高く、住民の要求するサービスレベルも厳しい。ゆえに、「医師一人、特にセールスポイントのない平凡なクリニック」を新規開業する場所としてはお勧めしない。あるいは、「痔の手術の達人」「複数医師勤務で、夜間もオープン」「近隣の老人ホームと提携」等のセールスポイントが必要になる。

逆に、高知県・鳥取県になると医者の絶対数は少ないが、それ以上に人口減少スピードが著しいので将来的には相対的医師過剰が予想され、こういう地域での新規開業はあまりお勧めしない。なお、章冒頭の「年収5000万円の眼科開業医」だが、このレベルの「うはクリ」は、節税を考えると個人立診療所から医療法人に転換されるので、収益の一部が院長個人の給与になり、残りの収益は医療法人内に留保される。また、家族を理事にして給与を支払うことによって節税することが多い。よって、保険診療を扱う医療法人で「院長個人の年収が5000万円」とは、基本的にあり得ない数字である。

また、保険診療とは全国均一の公定価格であり、基本的にその枠内は薄利多売の世界なので、自由に値段が設定できる自由診療分野に進出するのも、うはクリへの近道である。健康保険適応外の自由診療というと「二重まぶた」「包茎手術」「ニンニク注射」などの分野が目立つので「なんか怪しそう」なイメージがあるが、実は分娩や不妊治療や妊娠中絶手術も自由診療である。そして、フリーランス産婦人科医がフリーランス麻酔科医よりも稼げる理由の一つは、仕事の範囲に自由診療部分が多いのでスキルをマネタイズしやすいからである。実際、２０１６年の東京都の産婦人科病院における妊娠中絶手術後の急死事件で、執刀医が「年収７０００万円の非常勤医師」だったことが「週刊文春」によって報道された。

患者、愚にして賢

ここで、ある産婦人科医の例を紹介しよう。Ａ先生は腕の立つ産婦人科医だったが、「女心に疎《うと》い」のが最大の欠点だった。大学病院に勤務していた頃は勉強熱心で、手術の手際も良く、当直中に分娩中の患者が急変してもタイムリーな判断で帝王切開に切り替えて、多くの母子の命を救っていた。問題は外来である。「患者の心に全く寄り添っていない」というのが介助するナースの評判で、自分の指示を守らない患者を「貴女には母になる資格はない！」などと怒鳴りつけるので、途中で泣き出して逃げ帰る患者も続出していた。

「Ａ先生、開業するって」との噂を聞いて、皆が心配した。「体外受精をセールスポイントにした婦人科クリニック」らしかったが、開業医は客商売でもある。大学病院の看板があるからこそ、オヤジ医師が少々キツいことを言っても患者は通ってくるが、あの調子で町医者はちょっと……。しかも、近隣には女医を売りにしたレディスクリニックも増えている。

A先生のクリニックが開業した。場所も交通至便とは言い難い。私が車で近くを通ると案の定、駐車場はガラガラだった。心配した元同僚が、様子見がてら予防接種目的で受診した。「10分しか待たないから、オススメ」とのメールが廻ってきたが、私はますます不安が募った。

不妊治療は、治療の成功（＝妊娠）と失敗が明確である。また、患者は健康な30～40代女性なので、インターネットと親和性が高く、評判がよい病院ならば遠方でも出かける傾向が強い。健康雑誌では定期的に、「体外受精件数」「妊娠率」「40代からの成功率」などを特集した記事が載っている。ネットの口コミ掲示板などに、A先生のクリニックで妊娠した女性の声がポツポツ載り始めた。「40代後半だけど妊娠した」などの体験談が載った。健康雑誌での妊娠率ランキングでも上位に食い込むようになった。

巷の医事評論家は「患者の心に寄り添う医師が、今後は求められる」と、もっともらしく言うが、基本的に患者は病気を治しに病院に来ている。優れた医師とは、まずは病気を治せるスキルの高い医師なのだ。『ドクターX』の主人公は「患者の心に寄り添う」がモットーの原守医師ではなく、スキルのある大門未知子医師だ。体外受精は今なお保険診療が認められておらず、「1回30万〜50万円」は全額患者負担であり、結果に対する反応はシビアである。いくら愛想がよくても、妊娠率の低い医師からは容赦なく患者が去っていく。

ナースの噂では、A先生は相変わらず「キミは母になる資格はない！」などと、女心に寄り添わない外来を続けているらしい。しかし、A先生は卵子のコンディションには誰よりも寄り添う外来を行っているだけであり、それに添わない患者を叱っているだけなのだ。ネットの掲示板を覗くと「厳しいけど技術は高い」のような投稿がならび、やはり「患者、愚にして賢」なのだと、私は感心した。

現在、クリニックは体外受精で手一杯なので、予防接種は取り扱いを止めたようである。病院駐車場は満車が続き、近隣に第二駐車場もできたらしい。

四、自由診療の将来

人工授精や体外受精はそもそも畜産業において生まれた技術であり、人間への体外受精の歴史は長くはない。世界初の体外受精は１９７８年ケンブリッジ大学、日本初は83年東北大学で行われ、「試験管ベビー」という用語で報道された。90年代、体外受精とは、「大学病院に約１週間の入院が必要な、大掛かりな治療法」であったが、医療技術の進歩につれて外来での治療が可能になった。また、産婦人科の中でも不妊治療の専門性は高く、90年代に大学病院で不妊治療を手掛けていた産婦人科医たちは、２０００年頃から相次いで開業し、体外受精の主役は大学病院から開業医に移った。

日本社会の晩婚化・晩産化を背景に不妊を訴える女性は増え、「体外受精で妊娠」を公表する女優や政治家も増え、社会に浸透していった。14年のデータでは、日本国内で約40万件行われ、４・７万人の赤ちゃんが生まれているが、ここまで普及している治療法なのに、厚労省は「疾病ではない」として、保険適応にする予定はないらしい。

日本の不妊治療のレベルは高い

不妊治療はシビアに結果が数値化され、結果を出せない医者や病院から患者は容赦なく立ち去るが、結果を出せる病院には日本中から患者が集まる。「１回30万〜50万円」とは一見高そうだが、アメリカだと「１００万〜２００万円」であり、ヨーロッパも日米の中間レベルであり、タイ・インドあたりの新興国でも日本と同レベルの費用がかかる。地価や人件費の高騰する東京で、新興国レベルの価格、しかも妊娠率は世界トップクラス、とは日本の不妊専門病院がムダなく経営されているという証でもある。日本最大級の規模を誇る不妊専門病院である加藤レディスクリニックは、元は石川県の小さなクリニックだったが、高い妊娠率で患者が殺到したので東京に進出し、現在では11の系列クリニックを全国展開している。

体外受精で最も女性に負担がかかるステップが採卵である。卵巣を直接穿刺《せんし》して卵子を採取する工程だが、その際に麻酔が必要となるので、私もこれを担当することがある。個人的には、不妊専門病院での仕事は好きだ。自由診療とは弱肉強食の世界でもあるので、生き残った不妊専門医や病院は質がソコソコ保証され、一緒に働いて気分がよいからである。高い妊娠率を叩き出した医師たちの共通項は、「仕事が生きがい」だと思う。公立病院でよく見かける、大学病院からの天下り爺医とか、昼間から窓際で雑誌を読んでいるようなソリティア医師（仕事中にパソコンでゲームばかりしている中高年。詳しくは181ページ）も見かけない。仕事は多忙だが経済的には評価されるので、重大事故や過労自殺というニュースも聞かない（2009年に香川県で卵子取り違え事故があったが、これはお産・手術のかたわら不妊治療も行っていた県立病院で発生した）。勝ち組病院には年収1億円以上の医師も存在するが、こういう人材は旅行もキャバクラ遊びもせず、ひたすら卵子と子宮内膜のことばかり考えて、新しい培養液やホルモン剤などの論文を抱えて、一日中病院をウロウロしているタイプが多い。ちなみに、米国留学中に出会った「年俸100万ドル超の凄腕外科医」も、こういうタイプが多かった。

不妊治療とは、日本で唯一「スキルと収入が比例する分野」なのである。

市場原理導入と混合診療が必要な理由

混合診療とは、保険診療と保険外診療（＝自由診療）を併用することであり、今のところ日本では原則的には禁止されている（204ページ）。2004年頃、小泉政権の「聖域なき構造改革」の一端として混合診療が提案されたが、反対意見が多く解禁には至らなかった。

2010年、今度は環太平洋戦略的経済連携協定（TPP）の一端として、混合診療は再び議論されるようになった。

日本医師会会長は11年の記者会見で、「混合診療を全面解禁しない」「医療に株式会社を参入させない」など、規制緩和や市場主義導入には強く反対している。また、14年発売のベストセラー、堤未果著『沈みゆく大国アメリカ』（集英社新書）では、「アメリカ医療は市場原理がはびこり、巨大企業による金儲けの陰で庶民は泣いている」的な内容が盛り沢山だが、推薦人には先の日本医師会会長も名を連ね「アメリカ型の市場主義導入の動き、恐ろしさに警鐘を鳴らす貴重な一冊」との文言が帯に記されている。

しかしながら、日本の少子高齢化や人口減少、そして将来的な税収の減少は明白であり、現在の水準での社会保障や公的医療サービスを、将来ダウンサイジングすべきなことも明らかである。ゆえに、「保険診療は基礎的医療に限定し、高度で贅沢な医療は自由診療にして、混合診療を解禁すべき」、という意見がある。「米・卵・牛乳は支給するが、ビフテキやウナギは自費で」のような意見であり、混合診療の解禁に賛成する若手・中堅医師は多い。日本医師会の幹部は「米国のハゲタカが日本医療を襲う」「米国では盲腸手術が700万円」「株式会社は安全性よりコスト優先」など、恐ろしげなキャッチフレーズを並べて混合診療に反対し、「国民の命を守れ」と現状維持を主張する。だが、「じゃあ、その財源はどうすればいいの?」という疑問には、全く答えてくれない。

不妊治療とは日本で唯一、医療に市場原理が導入された分野であるが、国際的には比較的安価でありながら高い水準のサービスを提供している。弱肉強食が徹底した不妊専門病院では不必要な人材は排除されることもあり、重大な医療ミスや医師の過労死の報道もない。株式会社が病院に参入しても、コストを考えれば医療ミスやら訴訟による収益減少は痛手なので、むやみに安全性を犠牲にすることはないだろう。国鉄がJRに民営化されたからといって、大きく事故が増えていないのと同様である。年功序列で管理職になり、昼間から窓際で雑誌を読んでいるタイプの爺医はリストラされるだろうが、こういうタイプの医者が辞めても同僚も患者も困らない。病院に収益をもたらす有能な医師は収入アップするので、若手医師には朗報だろう。

ヒルトン小田原リゾート&スパのように、かつて雇用促進事業団(当時)が建設して閑古鳥が鳴いていた温泉施設が、ヒルトングループに売却されたとたんに人気のスパリゾートになった事例もある。混合診療が解禁といっても、ベテラン正規職員やソリティア人材は泣くかもしれないが、患者サービスはむしろ向上すると私は見ている。

自由診療は自由競争社会でもあり、「有能は優遇、低能は冷遇、無能は淘汰」の世界である。ゆえに、「命を守る」と称して、（少なくとも自分がリタイアするまでの）現状維持を主張する高齢医師が、どのカテゴリーに該当するかは自明である。私も医師として、日本国民として、混合診療解禁を望む一人であり、混合診療導入こそが持続可能な国民皆保険制度を維持する手段だと考えている。

第5章

内側から見たフリーランス医師

一、専門性で稼ぐフリーランス医師

いわゆるフリーランスの医師は、2種類に分けられる。「医師免許があれば誰でもできる」仕事を扱うフリーター医師と、『ドクターX』の主人公のような「専門医としてのスキルを売る」フリーランス医師である。

フリーター医師の仕事は暇な当直や健康診断

フリーター医師が扱うのは、後期研修医が行うようなアルバイト(79ページ)で、しばしばニセ医者が紛れ込んでニュースになるような仕事である。「寝当直と呼ばれる忙しくない病院の当直(1回3万~5万円)」「予防接種・健康診断(半日3万~5万円、1日5万~8万円)」などが中心となる。医師免許とはありがたい資格で、こういう仕事の積み重ねでも「1日5万円×実働200日=年収1000万円」レベルの収入を得ることが可能である。

先述したお笑い芸人のしゅんしゅんクリニックPも、医師としてはこのカテゴリーに属する。これらの仕事は医師転職業者などに登録すれば簡単に見つかるとされていたが、近年の

《フリーター医師の場合》

12/23の日当直12の件は、まだ空いてますか？
15:03 ✓

ICUあるから、レスピできる人じゃないと
15:05

じゃあ、前橋で10の件は？
15:06 ✓

基本給5で、救急車1台1加算、だいたい5台ぐらい来るみたい
15:07

寝当直は？
15:07 ✓

長岡市で4、新幹線駅からのタクシー代は自腹
15:12

じゃあ、それで
15:12 ✓

フリーター医師と手配側とのLINEの会話（あくまでもイメージ）。ある医師が、朝から翌朝までの24時間当直、報酬12万円の仕事の空きを聞くが、レスピ（レスピレーター、人工呼吸器のこと）の管理をできないことを理由に断られる。前橋の当直は、救急車で来院した急患対応で1件1万円ずつ加算されると聞き、結局、ほとんど急患の来ない老人ホームなどの「寝当直」を選んだ

《フリーランス医師の場合》

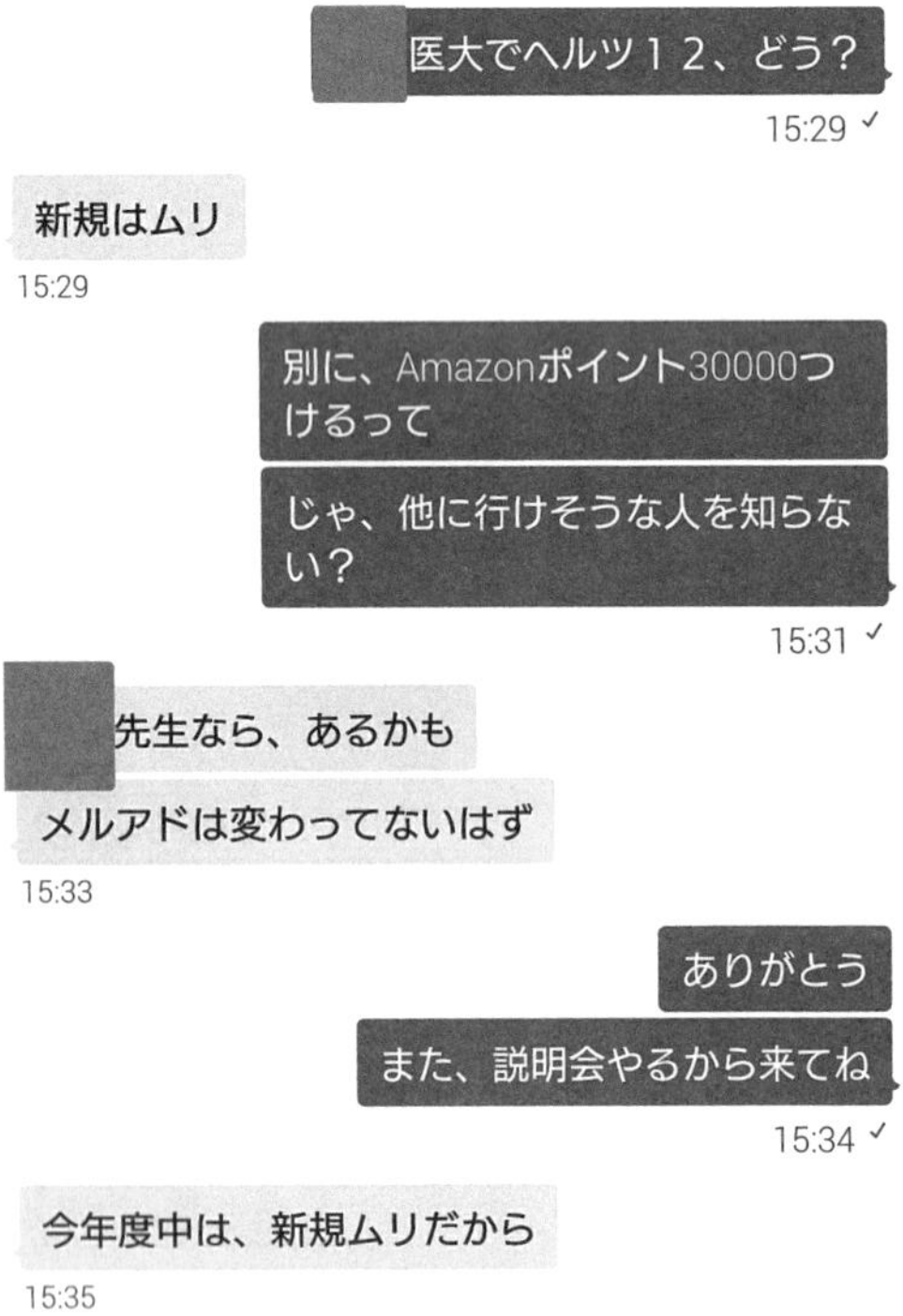

医大でヘルツ１２、どう？
15:29
新規はムリ
15:29
別に、Amazonポイント30000つけるって
じゃ、他に行けそうな人を知らない？
15:31
先生なら、あるかも
メルアドは変わってないはず
15:33
ありがとう
また、説明会やるから来てね
15:34
今年度中は、新規ムリだから
15:35

フリーランス医師と手配側とのLINEの会話（あくまでもイメージ）。手配側から「ヘルツ12」、心臓（Herz）麻酔の案件、1件12万円を紹介される。「Amazonポイント」という、給料増が難しい場合、実質的報酬アップとして使われる小技を駆使するが、やはり新規の仕事は受け付けないと断られる。説明会とは、懇意にしたい医師を集めてご馳走する会のこと

フリーター医師の増加に伴い仕事単価は減額傾向にあり、高額・近場のおいしい案件は競争が激しい。雇用の安定性も低く、患者数減少などで真っ先に雇い止めされるリスクが高い。寝当直も、独身の若手医師はまだしも、体力が劣化する40代以降にこれをメインに生計を立てることは苦しい。医師としての仕事のやりがいもビミョーである。あまり、積極的にはお勧めできないキャリアパスである。

フリーランス医師は1日20万円以上の収入が可能

一方、フリーランス医師とは、専門医としての高度なスキルを市場価格で病院に売るタイプの医師である。仕事内容は、中堅医師のアルバイト（88ページ）で紹介されたような仕事であり、内視鏡・体外受精・出張麻酔など他科医師が手を出せない専門性があり、リスクもそれなりに高い仕事である。素人が真似することができるレベルのスキルではないので、ニセ医者は存在しない。ニセ通訳やニセピアニストは実際に仕事を任せれば即バレるので、ビジネスとして成立しないようなものである。

報酬としては、半日5万〜8万円、1日10万〜20万円（高スキル人材はさらに高額も）、あるいは当直一晩5万〜12万円レベルが目安となる。第1章で2008年、某公立病院が年俸3500万円で麻酔科医を公募した、と書いた。「麻酔スキル偏差値55」以上の専門医がフリーランスとしてフルタイムで働けばこのレベルの収入は十分可能なので、病院側もちゃんと使える医師を獲得するにあたってフリーランスに見劣りしない額を提示したと推察できる。

本章では、この専門医スキルを持ったフリーランス医師について、私の経験を含めて述べていく。

多いのは麻酔科、儲かるのは産科

2006年、三重県の某公立病院で「年俸5520万円の産科医」の存在がニュースになったが、医師たちはさほど驚かなかった。「年俸3500万円の麻酔科医」と同様に、「腕の立つ産科医がフリーランスになれば、このレベルは稼げる」「僻地病院が常勤産科医を欲しいならば、それ相応は出さないと」という、共通認識があったからである。現在のところ、フリーランス医師が最も多いのは麻酔科だが、最も稼げるのは産婦人科、特に産科である。

2006年、福島県立大野病院における産科医逮捕（203ページ）を契機に、日本中の産科医療が荒廃した。かねてより、訴訟率の高さから減少傾向にあった産婦人科医は、この事件で激減した。民事訴訟、すなわち「カネで片付く」範疇《はんちゅう》ならば医師賠償保険などの予防策もあるが、刑事事件、すなわち「妊婦が死ぬと、産科医は手錠をかけられて牢屋に入れられる」という事実は、日本中の産科医の心を折ったのだ。新研修医制度による構造的な若手医師不足に加えて、ＱＯＭＬを重視する若手医師は、この事件を契機に決定的に産婦人科を敬遠するようになった。

そもそも、「産後の肥立ちが悪い」という言い回しが昔からあるように、お産で亡くなる可能性は昔も今もゼロではない。江戸時代の日本では数百分娩に１人（現在のソマリア・チャドなどの水準）だったのが、戦前には数千分娩に１人（現在の新興国レベル）となり、近年の産科学の発展に伴って１万分娩に１人以下という世界でもトップクラスの成績を残すようになった。その結果、現実の妊産婦死亡が発生すると「健康な女性が、お産で死ぬなんて聞いたことがない」「医者がミスしたに違いない」という風評が立ちやすくなった。

お産は昼夜を問わず発生する現象なので、産科医療には必然的に24時間３６５日体制が必要になる。また、科の特性として女医率が高く、自分の出産後は当直業務を忌避するママ女医が多い。「他科より多い当直」「夜間休日の呼び出しも多い」「訴訟率は高く、額も大きい」

にもかかわらず「数千円の当直手当」「全科同一賃金」「当直などの辛くハイリスクな仕事が、少数の男性や独身女医に集中」という悪条件に「運が悪いと逮捕」が加わった。

「逮捕や過労死するぐらいなら、辞めた方がマシ」と、多くの中堅産科医は考えた。医師免許さえあれば産科を辞めても、十分食えるし家族も養える。という訳で、QOMLの高い療養系病院や検診センターなどに転職する元産科医が続出した。各地の分娩施設は次々と閉鎖に追いやられた。なかには三重県の某公立病院のように「思い切ってカネをかけて産科医を確保し、お産は続行する」と決断した病院もあった。結果的には「選択と集中」が進み、分娩施設が集約化された。

男性産科医がフリーランスになる理由

B医師は40代の男性産科医である。大学病院に勤めていた頃は、当直の後でも「帝王切開は常時30分以内」と腕は冴えていた。しかしながら、大野病院事件を契機に同僚の産休やら辞職やら近隣病院の産科閉鎖が重なり、「当直」が「3日連続当直」や「5日連続当直」となり、次第に昼間から回診中に妙なことを口走るようになり、心配した家族が半ば強制的に辞表を提出させて、実家に強制送還したそうだ。

近くの病院でバイトできるほど心身が回復したころ、「1回10万円出すから、産科当直してくれない？」のような依頼が来て、「まあいいか」と受けてみた。好評だと追加で依頼が来て、別の病院からも手術依頼が来て、「そういえば、オレはお産や手術が好きだったんだよな」と、初心を思い出して産婦人科を本格的に再開するようになった。元々腕の立つB先生には好条件のオファーが集中。「産科当直1回10万円、帝王切開で追加3万円」「外来半日8万円」のような契約で、自分の体力や精神力を維持できる範囲の仕事を受け、それなりに稼いでいるらしい。

それと同時に、B医師のような中堅産科医の辞職を防ぐために、病院側も「産科当直1回5万～10万円」のような実勢価格で勤務医に支給するようになった。それを見た若手医師には、「産科はキツいが儲かる科」との認識も広まり、また2008年に大野病院事件の無罪判決が確定したこともあって、極端な産科忌避はなくなった。

帝王切開というスキルの希少性

人気漫画『コウノドリ』（講談社）の主人公の男性産科医は、「助産院で産みたい」と主張する患者を「個人的に出産は産科医がいてすぐに帝王切開もできる病院がいい」と、説得する。確かに、「正常分娩は助産師だけで扱っても合法」であるが、どの分娩が正常でどれが異常経過となるかは、実際にお産が始まらないことには分からない部分が大きい。そして、産科医がお産に立ち会う意義は、「分娩進行中の予期せぬ急変に出会った際に、スムーズに帝王切開に切り替えて、母子を救うことができる」からなのだ。

産婦人科は科の特殊性から女医率が高く、2000年以降に医大を卒業した世代では女性の方が多い。彼女たちは新研修医制度により、キャリア形成する上での黄金期でもある20代の2年間を、お客様としてゆるく過ごすことが厚労省より義務づけられている。さらに、研修医制度がどうなろうと高齢出産のリスクは変わらないので、本格的に産科医としてトレーニングを始めた数年後には、妊娠・出産・育児時短モードに入る者が多い。

その結果、「自分の妊娠や出産経験から、患者の心に寄り添える」と主張するが、「外来や正常分娩立ち会いのような助産師レベルの仕事」がやっとで、帝王切開すら執刀できない(自称)産婦人科女医、要するに「口だけ達者で使えないおばちゃん女医」というのが、近年ホントに多い。

しかも、世間は女性活用が花盛りである。各種のメディアはこの手の「昼間限定でチョコッとローリスクな仕事をするママ女医」みたいな人材を「ワークライフバランスのロールモデル」的に好んで取り上げる。その陰で「産科当直が月10回、手術は月20件」の男性医師や独身女医は取り上げられることはない。しかし、「世界トップクラスの母体死亡率」に貢献しているのが後者である。日本の産科医療における過酷でハイリスクな部分は、今でも男性医師が担っていることがほとんどである。事実、大野病院産科の逮捕医師、「5520万円僻地産科医」、「中絶手術後急死事件の非常勤医」は、すべて男性だった。

現在、「日祝夜間も働くことができる」「緊急帝王切開もOK」の両方の条件を兼ね備えた産科医の市場価格は、男女や子供の有無を問わずとても高い。「帝王切開」というスキルは専門性が高く、他科の医者が「アレ儲かりそうだから、オレもやる」と手を出せるようなスキルではない。「フリーランス麻酔科医」には「麻酔のトレーニングを受けた歯科医」とか「麻酔の上手な外科医」のようなライバルが存在するが、「帝王切開のできる助産師」や「帝王切開を執刀する外科医」は存在しない。この希少性の差が、前述の「麻酔科3500万円」と「産科5520万円」という実勢価格の差を生んでいる。

2012年の『ドクターX』放映以降「フリーランス麻酔科医」はすっかり市民権を得たが、新規参入者も増えて、麻酔料金相場も一時期のような売り手市場ではなくなってしまった。06～09年、フリーランス医師に希少性があり麻酔科医集団辞職が多発していた頃には「1億円プレーヤー」も実在したし、メールで仕事を断ったにもかかわらず「そこを、なんとか」としつこく電話してくる病院に閉口したこともあった。現在では両者とも見かけなくなった。『ドクターX』に関わった者としては嬉しい気持ちがあるが、自分のビジネスを考えると、ちょっと残念でもある。まあ、これが市場原理のもたらす「神の見えざる手」による調節でもある。その点、「フリーランス産科医」は、まだまだ高値で取引されており、「年収7000万円の非常勤産婦人科医報道」（125ページ）はそれを裏付けた。

「妊婦たらい廻し」を終わらせた「神の見えざる手」

2006年前後、福島県の産科医が逮捕された頃は「23病院妊婦たらい廻し！」のような報道が、しょっちゅうニュースに登場していた。あれから10年、産科医の数はさほど増えてはいないし、産婦人科における女医率は上昇する一方である。しかし、ここのところ「妊婦たらい廻し」というような報道を聞かなくなったことは確かである。

ここ10年間、日本の産科医療に起こったことをスキルとマーケットに主眼をおいて考えてみよう。日本中で広く見られた「年功序列・終身雇用、全科同一賃金」に「女医率上昇」という要素が加わって、一部の高スキルな有能医師に負担が集中。彼らの「仕事量と給料が超アンバランス」になってしまった。

その結果、「過労死よりはマシ」「仕事はいくらでもある」と有能医師はフリーランスに転身して、スキルを市場価格で販売できるようになった。また中堅勤務医も「実勢価格の当直料金」を得られるようになったので、ゆるふわママ女医と比べてスキルに相応した収入差が発生し、病院内での「仕事量と給料のバランス」が改善した。病院経営者は「産科から撤退」もしくは「予算と人手を集めて、本気で産科医療に取り組む」かの二者択一を迫られて、結果的に分娩は少数の施設に集約化された。ノンワーキングリッチな管理職が減って、ハイリスクな激務を担当する中堅医師は相応の報酬で報われるようになり、産科を選ぶ若手医師が再び増えはじめ、マンパワー減少に歯止めがかかった。「神の見えざる手」によって、産科医療は「筋肉質の組織」となり、「たらい廻し」が減少したのだ。

勤務医はなぜ過労死するのか

昭和脳の爺医はしばしば「女医増加が医療崩壊を招いた」と主張する。確かに、勤務医は日本型組織の会社員のように、しばしば過労死する。しかし、弁護士や公認会計士は、過労死するということをあまり聞かない。通訳も女性が圧倒的に多い専門職だが、過労死・過労自殺を見かけない。終身雇用や年功序列文化が薄く、出来高制の報酬体系が主流なので、就職年次が同じでも仕事内容によって収入がバラバラになることが当然とされている。その結果、市場原理という名の「神の見えざる手」が仕事量を調節し、特定の個人に無償労働の集中が起こらないからである。

医療界において激務で知られる心臓外科医は「絶滅危惧種」と呼ばれるが、法曹界において激務で知られる渉外弁護士は「花形」として若手弁護士に人気が高い。「女医増加が医療崩壊を招いた」と言う者はいても、「女性弁護士増加が法曹界を崩壊させた」と言うものはいない。

米国では女医の増加が問題とならない

米国の大学病院では、「基本給が年10万ドル＋診療報酬の25％ボーナス」のような契約が一般的である。元同級生でも「皮膚科医、年20万ドル」「心臓外科医、年１００万ドル」のような格差が発生しても当然とされ、「研修医が皮膚科に殺到して、心臓外科医が絶滅しそう」な事態は発生していない。米国でも女医率は増加する一方であり、産育休の取得も珍しくない。しかし、出来高の報酬体系が主流なので、同僚が産休女医の仕事を肩代わりした際には金銭的に代償され、現場での大きな軋轢《あつれき》は起こらない。また、数年単位の有期雇用が主流であり、病院がスキルを維持できないママ女医を解雇することも当然とされるので、就職にあたって女医であることは日本ほど問題にはならない。

「女医増加が医療崩壊を招いた」との意見を、私は訂正したい。女医増加にもかかわらず、「全科同一賃金」「年功序列待遇」「サービス残業」「コンビニバイト以下の当直料金」のような昭和時代からの雇用慣行を変えようとしなかったことが、産科医療の崩壊を招いたのである。昭和的な日本型雇用から脱却してノンワーキングリッチな管理職を減らし、「市場価格に応じた当直料金」「フリーランス医師の活用」「解雇規制緩和」など成果に応じた報酬体系や雇用の流動性を整備すれば、産科崩壊は防げるのだ。

女性は「本フリー」、男性は「裏フリー」

フリーランスは「本フリー」と「裏フリー」にも大別できる。「本フリー」とは私のように特定の勤務先を持たず、「フリーランス」を名乗って仕事をするタイプである。一方、「裏フリー」とは、「大学病院などメインの勤務先に籍を置いたまま、アルバイトで稼ぐ」タイプである。ドラマ『ドクターX』でいえば、主人公・大門未知子医師は「本フリー」だが、「腹腔鏡手術が得意で、大学病院に籍を置きながら、出張手術で謝礼を稼ぐ」加地秀樹准教授は、「裏フリー」ともいえる。

ご近所付き合いで「ご主人のお勤め先は」と訊かれたとき、年末に帰省して親戚と会うとき、クレジットカードを作るとき、合コン――とりあえず勤務先として有名大学病院が答えられると何かと便利な場合は多い。年配の医師にはまだまだ大学病院信仰が強く、院長などに「先生はどちらから?」と訊かれたときに「○○医大から」と答えると、なんとなく安心してもらえる効果もある。

女性は比較的「本フリー」になりやすいが、男性は「裏フリー」のままでいることが多い。女性は「女医」というだけで一目置かれるが、男性は何かと「勤務先」「肩書き」が必要なシチュエーションが多いからだろう。また、個人プレーの多い麻酔科医は「本フリー」になりやすいが、チームプレーが重要視される外科医は「裏フリー」になりやすい。外科医には手術以外にも、「術前の精密検査」や「手術後の外来フォロー」などの前後の仕事が必要なため、どんな売れっ子外科医も「メイン病院を持った上で、あちこちアルバイトに飛び回る」という業務スタイルになってしまう。ゆえに、現実の外科医が「大門未知子のような『本フリー』」として活躍することはあり得ないが、「加地秀樹のような『裏フリー』」として荒稼ぎする人材は多くの大学病院に存在している。

第3章で述べた通り、日本の大学病院は「年功序列型サラリーマン社会」の典型である。どんなに凄腕の外科医でも組織内では収入の天井は決まってしまう。だから大学病院としても、そういった人材には外部での仕事を黙認せざるを得ない。あの順天堂大の天野篤先生は大学病院のみならず複数の施設からの収入があることを公言しており、実は「日本一有名な『裏フリー』」ともいえるのだ。私は、一般企業においてもこの「裏フリー」という方法を活用すべきだと思っている。

麻酔科医の「本フリー」は約800人

「フリーランスの麻酔科医って、どのぐらいいるの?」と訊かれたとき、この「裏フリー」「大学病院勤務」とするか「フリーランス」とするかで、集計が大きく変わる。「週3回上の出張麻酔」をフリーランスの定義とすると、現在日本に約8000人いる麻酔科専門医のうち約10％が「本フリー」、20～30％が「裏フリー」ではないかと私は推察している。

また、「日本には31万人の医師がいるが、そのうち1万人以上がフリーランスではないか」と、２０１６年10月の『グッド！　モーニング』（テレビ朝日系）で、医師・ジャーナリストの富家《ふけ》孝《たかし》先生が答えている。

二、参入する新規プレーヤー

「『白い巨塔』の衰退」「去りゆく中堅医師」「フリーランス医師の台頭」……。

こういう動きを、教授や病院長や学会重鎮というようなエスタブリッシュメントたちが黙って見ていたわけではない。２００９年、日本麻酔科学会の理事長は学会ニュースレター上で「モラルの喪失と感じさせる案件」と、公然と非難した。まあ、「フリーランスなんてもってのほか、若手は上のものに無条件で服従すべき」だというのが彼らの言う「古き良き伝統」であり、「自分は長年の滅私奉公に耐えてやっと教授の座をつかんだら、滅私奉公してくれる部下がいなくなった」というのが、面白くないのだろう。しかしながら、トップのイタい発言は、むしろ若手医師の流出を加速させているように私は感じる。

第1章でも述べたが、２０１５年の日本麻酔科学会調査によれば、「一般病院の59%、大学病院の39%が外部からフリーランス麻酔科医を雇用」しており、『ドクターX』のように「医師派遣業者に頼る大学病院」の存在も確認された。国立がんセンターのように、フリーランス医師に頼る都内ブランド病院も存在する。「フリーランス医師」というキャリアパスは、麻酔科では既に珍しいものではなくなった。

２０１６年４月、厚労省の「医療従事者の受給に関する検討会」で、「フリーランスの麻酔科医は、ちょっと悪乗りしている」という不快感を露わにした発言があった。「フリーランス」も麻酔科業界内でのトレンドから、厚労省そのもので議論されるような案件に進化したらしい。公開された議事録によると「フリーランス麻酔科医の報酬は5割カットせよ」という強硬な意見もあった。しかし、「本フリー」の報酬をカットすると同時に「裏フリー」の報酬もカットされるので、バイトで生計を立てる大学病院中堅医師の報酬カットにもつながり、大学病院をさらに弱体化させるリスクも大きい。

バイトのしすぎでクビになった教授

２０１６年7月、防衛医大の麻酔科教授が「無届のまま学外で診療し、20日以上欠勤した」として、懲戒免職処分となったことが公表された。要するに、「バイトのやりすぎで本職クビ」なわけだが、自衛隊のようなバリバリの公務員組織だと、ふつう（?）の不祥事ならば依願退職として水面下で事を収めることが一般的である。わざわざ懲戒免職（＝退職金パア）にして事件公表とは、「20日以上って、ホントは何日ぐらいバイトしてたのだろう?」

と思わざるを得ない。ちなみに、彼は日本麻酔科学会の役員でもあった先生だが、かつて学会理事長が公言した「モラルの喪失と感じさせる案件」とは、こういう状態を指す用語だと私は思う。

院長は「代わりがいない存在」か

フリーランス麻酔科医を「病院の足元を見て、高額料金を請求する金の亡者！」と非難する病院幹部は多いが、「足元を見る」とは「病院にとって必要不可欠な仕事をしており、代わりがいない」という証でもある。フリーランスに依存していて麻酔科医がいないと手術が行えないのだから。「日給12万円なんて、院長よりも高額なのは問題だ！」と文句を言うヒマがあるならば、院長も辞表を提出して、同時に日給12万円の契約書を病院オーナーに突き付ければよいのだ。

院長のマネジメントスキルが病院にとって必要不可欠ならば、病院オーナーは契約書にサインするだろうし、そうでなければ辞表が受理されて代わりの人材が院長に就任するだけのことだ。そして、「代わりがすぐに見つかる人材」が「必要不可欠な人材」よりも安く買いたたかれるのは、当然のことである。

ソニー系がマッチングサービス事業に

２０１６年８月、ソニーの子会社でＩＴ医療関連サービスを手掛けるエムスリー（東証一部上場）が、アネステーションというベンチャー企業を買収した。アネステーションは主に関西圏で、インターネットを通じて麻酔科医と病院をマッチングさせる事業を手掛けていた。フリーランス麻酔科医のみならず、「時間外に、ちょっと働きたい勤務医」が会員としてネット登録しておくと、条件に見合った仕事をスマホに送信してくれるので、関西の麻酔科業界では人気の企業だった。今後はソニーグループのネットワークとテクノロジーを背景にした全国展開が期待できる。厚労省や学会幹部の不快感をよそに、ビジネスとしてのフリーランス医師は、一部上場企業という新規プレーヤーを市場に迎えて、ますます発展しそうな気配である。

第6章

これからの稼ぎ方

一、「白衣を脱ぐ」という選択

医大卒が医師にならない時代

2016年4月、某国立医大を卒業して医師国家試験に合格したが、医師として働くことなくテレビ局のTBSに新卒入社した女性が話題になった。報道によれば「医療ドラマが好きで医大に入学したが、本当に好きなのはドラマだったと気づき、テレビ局に就職」したという。現役医師の実名での発言では「就職の自由は保証されるべき」「森鷗外や手塚治虫のように、作家や漫画家として活躍した人もいる」などの寛大なコメントが多いが、匿名のネット媒体だと「税金ドロボー」「お前のせいで医大に落ちて、医者になれなかった人間がいるんだぞ」などの辛辣な批判コメントが多い。

東大医学部生がコンサルの説明会に殺到

近年、医大を出て医師免許を持っているけど、医者にならない若者が増えている。例えば、読売新聞社はホームページで医師免許を持つ人材を公募しており、同様の公募は有名総合商社などでも見かけることがある。「名門医学部卒→外資コンサル」というキャリアパスも増加中である。２００８年、名門外資コンサルタント企業のマッキンゼー・アンド・カンパニーの就職説明会に「東大医学部の学生が23人も訪れていた」ことがニュースとなった。さらに11年、文科省の「医学部定員に関する検討会」第6回議事録によると、マッキンゼーは東大医学部の学生向けに就職説明会を開催し、１００人中40人が参加するという盛況ぶりだったらしい。

この議事録では、医大を出たけど医者にならない若者の意見として「医者という仕事にあまり夢を感じられなくなったから」と紹介しており、テレビ局に新卒就職した女医も同様だったと推測できる。「最近の研修医はＱＯＭＬ重視で、キツイ仕事やリスクの高い分野には行きたがらない」という嘆きをよく耳にするが、実際の医学生や研修医の中には「医者という職業」そのものに見切りをつけて、医療界から去ってゆくものが増えている。医大卒業後に待っているのは、決められたプログラムをスタンプラリーのようにこなすだけの研修医生活。

その先に待っているのは、年功序列待遇、夜中の呼び出し、患者からの理不尽なクレーム、医療訴訟対策の書類の山、感染対策と称する不毛な会議、疲弊した先輩医師……。「そういう現状を放置しておいて、いくら医者を養成してみたところで、基本的に医者が増えると私は感じられない」と、会議参加者の一人は述べている。

日本を飛び出すトップ層

日本の医療界に見切りをつけて、米国などでの研修医プログラムに応募する者も増えている。東京海上グループが主催する「Nプログラム」は、USMLE（米国医師免許）を取得した日本人医師を、提携する米国有名病院に研修医として斡旋してくれるプログラムだが、2011年の報告では、のべ142名が利用し、出身大学のトップ3は、東大（20人）、慶應大（16人）、医科歯科大（10人）である。2009年には、東大医学部を卒業して研修医プログラムをこなしつつも独学で国家公務員試験に主席合格し、25歳で財務省に転職した才媛の存在も報道された。外資コンサル・海外就職・財務省など、日本の医療に見切りをつけて去っていく若者は、日本の医大の中でもトップグループに属する優秀で意欲的な人材が多く、しみじみもったいないことだと思う。ちなみに、例のテレビ局就職女医の母校も、研修先の病院ランキング（109ページ）のトップ5に入る人気医大だが、彼女にとっては魅力的な職場ではなかったようだ。

成功する医療系ベンチャーの条件

私がフリーランス麻酔科医に転身して約10年になる。ベンチャー企業の経営者10年目ともいえるので、出張先の病院から経営上の相談を受けることがたまにある。その際に、有名コンサルティング会社が作成したキレイな経営戦略レポートを見せられることもあるが、正直言って「机上の空論」感が強く、ツッコミどころも多い。医療に限らず実際の事業で収益をあげるには、現場での雑多で泥臭い雑用を一つひとつ片付けてゆく根気強さが必須であり、「パソコンでエクセルや財務諸表をいじれば一丁上がり」という代物ではないと断言できるからである。

最近、医療系ベンチャーとして注目されている会社に、2007年創業のケアプロがある。主力商品の「ワンコイン健診」とは、「指先からの微量の採血で血糖などのデータをその場で測定、価格も500円から」という健康診断サービスであり、患者自身が検査するというスタイルなので従来の病院での人間ドックに比べて、大幅に価格と時間を節約できる。創業者の川添高志氏は、慶應大看護医療学部出身で元大学病院看護師である。

また、開業医に評判のよい医療系ベンチャーに1992年創業のフリールがある。CT・MRI・マンモグラフィーのような大型高額検査機器を、キャンピングカーのように改造して、複数の病院にレンタルする事業を主軸にしている。元々は医師と臨床検査技師の夫婦が群馬県で始めた事業だが、２０１３年からはオリックスグループと提携している。

病院に対してアドバイスをする仕事もある。先述の『まちの病院がなくなる!?』著者の城西大経済学部教授の伊関友伸氏は、地方公立病院の再建アドバイザーとしても知られている。前職は県庁職員であり、県立病院に勤務していた際には、事務員としての当直や、滞納医療費の回収などの泥臭い現場仕事も担当していたそうで、だからこそ現実的で有用なアドバイスができるのだろう。

イノベーションは泥臭い現場から生まれる

２００４年頃から急増した、外資コンサル職を経験した元トップ医大出身の秀才たちも、ぼちぼち創業するようなお年頃となった。ネットで検索すると、元コンサルタントとかＭＢＡホルダーが創業したベンチャー企業が幾つかヒットする。ホームページを見ると、創業者のきらびやかな学歴・経歴や、「ヘルスＴｅｃｈ」「ＣＴＯとしてジョイン」「ローンチイベント」「ＡＩプラットフォーム」のような意識高い系のカタカナ用語が並んでいるが、いったい何が主力商品なのか私にはよく分からない。また、医療現場においてケアプロやフリールを凌ぐ存在感のあるベンチャーは、こういうグループからは生まれていない。
個人的に「なんだかなぁ」と思うのは、「元コンサルでＭＢＡホルダーの秀才医師」の多くが（医者としては）あまり裕福ではないという事実である。むしろ、日大とか東海大を卒業して、ひたすら愚直に麻酔だけを数十年続けてきたようなフリーランス麻酔科医の方が、彼らより豊かで、将来的にも安定しているように見える。「自分より貧しい経営コンサルタント」には「自分より太ったダイエットアドバイザー」のような残念な気分にさせられる。「経営者って、お金儲けのプロでしょ。それにしてはショボくない？」と、私は思ってしまうのだ。

起業とは「今は存在しない、新しい製品やサービスを生み出す」ことでもあり、その種はＭＢＡの授業や、エクセルの表の中に埋まってはいない。むしろ、エリート医師が小馬鹿にしてやりたがらない雑用の山を、愚直に片付けている際に思いつくものである。元コンサル医師は、よくネットで「日本の医療にイノベーションを起こす」などと勇ましいことを吠えているが、実際に医療界を動かし、教授・院長・学会理事長・厚労省を慌てふためかせるようなイノベーションを起こしたのは、愚直に現場で働き続けたフリーランス麻酔科医たちである。

顧客を安心させるための医学部卒という肩書き

２０１６年の「ショーンK騒動」、ハーフ顔で「ハーバードMBA卒の経営コンサルタント」と称するキャスターが、実は高卒の純日本人だった事件は、はからずしも経営コンサルタントやMBAの本質を世に知らしめた。テレビの一般視聴者だけでなく、東大教員、日経新聞、経産省といった経済のプロたちがショーンKの講演を疑うことなく拝聴しており、「ハーバードMBA卒」と「口の達者な高卒」の区別ができなかった。そもそもMBAという資格も世にあふれるようになり、10年前のような輝きはない。２０１４年に倒産した日用品メーカーの白元のように、社長がハーバードMBA卒でも、潰れるときには潰れるのだ。

高いブランドとイメージが売りの外資戦略系コンサルティングファームの仕事とは所詮、ネットでよく見かける「月１００万円儲ける方法を、今なら3万円で教えます」式の教材を、グレードアップしたものに過ぎない。高額なコンサルテーションフィーを箔付けするアクセサリーとして、かつては、「東大卒」「元○○省」「留学」「MBA」などが使われてきたが、最近はどれも飽きられつつある。よって「東大医学部卒」という、今のところ目新しいアクセサリーでレポートを飾ることによって、顧客に気分よく大金を払ってもらおう……というのが、「外資コンサルが東大医学部卒を積極採用する目的」ではないかと、私は考えている。

外資コンサルにおけるコンサルタントとは、結局のところ「エクセルやらパワーポイントで、キレイなプレゼンテーションを作るのが得意な人たち」であり、リアルな商売で金儲けという結果を出すには「滞納入院費の回収」のような泥臭い実務を担った経験が決定的に足りないように私には見える。今はブームでもてはやされていても、今後、元コンサル医師が世間に増えてゆけば輝きは鈍るし、「東大卒ＭＢＡ医師が起業したけど倒産」「元コンサルが逮捕」のような事件も起きるだろう。「幸せな結婚とは、相手の学歴や肩書きでなく、人間性を理解してくれるパートナーに出会うこと」といわれるが、「幸せな就職とは、東大医学部ブランドではなく、個人の適性や能力を理解して採用してくれる職場に出会うこと」だと私は思う。また、いくらペーパー試験に強くても、個人の本質よりも「東大医学部ブランド」目当てですり寄ってくる狡賢《ずるがしこ》い大人を、24歳になっても見抜けないタイプは、所詮は金儲けには向いていていない。

コモディティにならないキャリアパスを

私がフリーランス麻酔科医に転身して、小さな会社を起業した時点では、資本と資産の違いも分からない状態だったが、近隣には同様の麻酔サービスを提供できる者がいなかったので、素人のアバウト経営でも会社を無問題で経営することができた。「ポケモンＧＯ」が大ヒットすれば経営者が労せずとも任天堂の株価が上昇するように、他者が真似できない優れた商品があれば、会社経営とは難しい仕事ではない。逆に、小麦粉や鉛筆のように簡単に他社製品で代用できる汎用品（コモディティ）で収益を上げることは難しく、コストカットなど経営者は厳しい判断を迫られ、撤退を余儀なくされる確率も高い。

私がフリーター医師というキャリアパスをお勧めしないのは、それがコモディティだからである。簡単に他の医師で代用できるので、低価格競争になりやすく、「看護師でも可」などと制度が変わると突然失職するリスクが高い。ニセ医師が出現する余地がある分野とは、所詮コモディティなのである。

同様に、私は「医大卒→外資コンサル→起業」というキャリアパスをあまりお勧めしない。ショーンＫのような「ニセＭＢＡコンサル」が出現する分野も同じく、所詮コモディティなのである。また、「自らのキャリアパスで、医師免許という差別化できる強力な武器を持ちながらそれを活用せず、レポート作成技術というコモディティ技術をせっせと磨く人材のマーケットセンスってどうよ！　そういう人材が起業してホントに儲かるの？」と、思うからである。

私の経験では、外部市場で売れる確かなスキルがあれば、経営に必要な知識そのものは、本やネットだけで十分学べるし、40代以降でも遅くない。ＭＢＡやコンサル勤務も必要ない。しかし、麻酔や体外受精のように自分を差別化できて高く売れるスキルは、実際の病院でどっぷりと医療に浸かって泥臭い雑用をこなさないと身に付かない。また、スキル習得は若いほど有利である。起業のヒントも、現場の失敗や雑談から得られることが多い。ゆえに、医者が起業するならば、若く吸収力のあるうちに医療現場においてスキルの習得に全力を注ぎ、次いでそれをマネタイズする手段を考えることを、私はお勧めしている。

ＷＥＬＱ事件に見る、ヘルスケア起業のあり方

２０１６年11月、かねてより「記事の信憑性」「組織的な著作権侵害」などについて、各方面から疑問や抗議が寄せられていた、ヘルスケア情報を扱うキュレーションサイト「ＷＥ

LQ（ウエルク）」が全記事非公開化に追い込まれた。その後、IT企業、DeNAが関わる他のキュレーションサイトも閉鎖に追い込まれ、12月には創業者の南場智子氏らが記者会見で全面謝罪をした。

そもそも、南場氏は『日経WOMAN』誌による「ウーマン・オブ・ザ・イヤー2007」1位に選ばれた有名女性起業家であり、ハーバードMBA、元マッキンゼーという華やかな経歴で知られる経営者である。個人的に言わせてもらうと、DeNA社の商品で魅力を感じるものが少ない。モバイルゲームが主力商品だが、12年には「コンプガチャ」問題で消費者庁から指導を受けている。任天堂との共同事業で12月にリリースした「スーパーマリオラン」も期待したほどではなかったらしく、発売直後から両社とも株価を下げた。ネットオークションやネット旅行会社も手掛けているが、正直言って他社の陰に隠れている。キュレーション事業で、金脈を掘り当てたかと思った矢先にこの騒動が起きた。

南場氏は記者会見で、「(16年12月に死去した夫の闘病生活を支えるにあたって) WELQは全く見ていなかった」と述べており「自分や家族には使わない粗悪品を、他人に買わせるんじゃない！」と私は思ってしまった。経営者がハーバード卒であれ、マッキンゼー出身であれ、「商品がショボければレッドオーシャン（競合相手が多く、血で血を洗う薄利多売の世界）となり、倫理的にグレーな手段をとらざるを得ない」という好例である。

ちなみに「ウーマン・オブ・ザ・イヤー2008」1位は、テルモハート社（ヘルスケア企業テルモの子会社）社長の野尻知里氏である。京大工学部を中退して京大医学部に入学し、心臓外科医として十数年のキャリアを積んだのちに、人工心臓の開発目的でテルモ社に入社した。その後、テルモハート社を起業し、補助人工心臓「デュラハート」などの開発・販売にこぎつけたが、残念なことに、15年に食道がんで死去した。人工心臓という商品は専門性が高く、「優れた商品を開発できれば、市場はブルーオーシャン（競合相手のいない、青い海のような世界）」という好例である。テルモ社の社長が心不全になったとしたら、デュラハートを使用するのではないか。ゆえに、起業家になりたい医師は、まず医療現場にどっぷりと浸かるべきであり、それこそが、将来のブルーオーシャン経営への近道だと考えている。

テレビ局女医へのアドバイス

医療ドラマ制作に協力した経験から言わせてもらうと、「医療ドラマが好きで、テレビ局に就職」という彼女のキャリアパスは、「ちょっとズレているなあ」と思わざるを得ない。

というのも、近年のテレビ局（特に民放）はドラマ作品の自社制作をあまり行っていない。テレビ局は枠を作ってスポンサーに売るのが商売であり、枠の中に入れる番組を作るのは番組制作会社なのである。『ドクターX』を放送したのはテレビ朝日だが、ドラマの大部分を制作したのはザ・ワークスという制作会社である。本気でドラマを制作したいならば、テレビ局ではなく、こういう番組制作会社に応募すべきであったと老婆心ながら思う。

ただし、給与水準や福利厚生は、テレビ局正社員に遠く及ばないし、撮影が佳境に入ると徹夜は当たり前で、残業手当もない。こういう職場を、「好きなことを思う存分できて、お金がもらえて幸せ」と思えるならば応募すればよい。「テレビ業界の職業事情を、ちゃんとリサーチした上で、応募したんだろうか？」と、心配している。

大学病院なら科の希望が通る

現在のところ、テレビ局というビジネスは放送法で新規参入が強く規制されており、正社員の給与水準は高く、特に在京キー局は勤務医と比べても見劣りしない。しかしながら、大学病院では「眼科志望者をムリヤリ外科に配置」というのは基本的にないが、テレビ局というサラリーマン社会では「番組制作を希望したのに、営業やら管理部門に配属」というのはよくある話だ。

また、運よく制作局に配属されても、「ドラマではなくアニメ担当」というのもよくある話だ。新入社員が異議を唱えても、「イヤなら辞めろ、代わりはいる」と言われるのがオチであろう。テレビ局就職には特別な資格は必要なく、代わりの社員はすぐに見つかるからである。「大学病院における新人医師」よりも「テレビ局における新人社員」の方が、よりコモディティなのである。

さらに、インターネット社会の到来で「テレビは娯楽の王様」と断言できない時代となった。日本経済の縮小をうけて、スポンサー企業も広告料金を出し渋る傾向にあり、これが番組制作の外注化を加速させている。要するに、今のところ安泰だが将来はビミョーな業種といえる。彼女は病院実習などの過程で「医者という仕事にあまり夢を感じられなくなった」と感じたのかもしれないが、テレビ局正社員だって夢があるかどうかはビミョーである。

大学病院も封建的だが、テレビ局という規制業種もそれに劣らず封建的であり、昭和的なソリティア上司（181ページ）も多数生息していると聞く。「エラい人の一言で、制作したコンテンツがボツになって、徹夜で作り直し」というのも、新人社員は黙って耐えなければばならない。自分が関与していないミスでも、会社の命令ならば電通過労自殺事件（182ページ）の新人女子社員のように、土日をつぶしてクレーム対応せざるを得ない。

テレビ局生活が楽しければよいのだが、「選択ミスったかなぁ～」と思ったらサクッと辞表を出して、母校でなくてもよいから、いずれかの研修医プログラムに戻ればよい。SNSがある現在では、テレビ局時代の人脈とゆるくつながっていることは可能なはずだ。そして、リクエストに応じて医療ドラマの制作に協力しつつ、医者として研鑽を積むことも可能だと思う。私でも、できたのだし。「鳴り物入りの入社だから、ゼッタイ辞めちゃダメ！」というような思い込みは、過労自殺のような悲劇を生みやすい。かの小渕優子代議士だって、3年でTBSを辞めたのだし、ご自愛を。

二、医師の雇用の将来

「ホントの医者は『ドクターX』を見てますか?」と、訊かれることがある。答えはイエス、医者や病院関係者もバッチリ見ている。というのも、放送翌日の病院では「御意」やら「失敗しないので」などの台詞を真似する「さてはこの人、昨夜は見たな」とおぼしき医者を、ゴロゴロ目撃するからである。

『ドクターX』の虚と実

「あり得ない設定で、医師激怒!」「ほとんど放送事故」のような煽り記事が、ネットや週刊誌で出回っているが、大ヒットドラマの税金のようなものであろう。確かに、あり得ない設定が多いのは事実。

第5章で述べたように、「フリーランスの麻酔科医」ならまだしも、「フリーランスの外科医」は成立しない。また、シーズン1は消化器外科限定だったが、回を重ねるにつれて心臓・血管・脳・脊椎《せきつい》・妊婦と病気の範囲が増えていった。一人の外科医がこなせる手術のレパートリーとしては広すぎる。また、労働者派遣法によると「人材派遣には事業専用面積が20㎡以上」が必須要件なのに、雀卓や冷蔵庫やら猫スペースを除いた神原名医紹介所は、この規定を満たしていない。

だからといって、医師たちはこのドラマに怒ってはいない。「あり得ない、けど面白い」というのが、多数派の意見だ。「医療ドラマって、仕事の延長線みたいであまり見ないんだけど、コレだけは見てる」という医師も多い。

そもそも、大ヒットドラマにリアリティーは必須ではない。2016年の大ヒット映画『君の名は。』は高校生男女の心と肉体が入れ替わる話だし、『シン・ゴジラ』も東京にゴジラが襲撃するという、現実にはあり得ないストーリーだが、「ウソつき！ 駄作！」と激怒する観客はいない。ゆえに、『ドクターX』を見て「手術代金が1000万円以上なのに、風呂なしアパートに住むのはおかしい！」と本気で怒る医者は、『水戸黄門』を見て「ドラマ冒頭から印籠《いんろう》を使えば、即座に解決するだろ！」とマジ切れする老人ぐらい稀である。

大ヒットするドラマの法則の一つは、「視聴者が密かに望んでいるがガマンしていることを、主人公が代行してくれる」だと思う。ドラマ『半沢直樹』の人気の理由は、「倍返し」

と称して「イヤな上司を土下座に追い込む」ストーリーが、耐えに耐えている多くの日本人のハートに響いたのだろう。

実際の医師が言ってみたい台詞ナンバーワンは、「医師免許の要らない仕事は、一切いたしません」だと思う。現実の大学病院は、手術や外来だけでなく、病院接遇委員会、医療機能評価機構の現況調査票、センター試験の監督……などなど、医師免許の要らない会議・書類・雑用に溢れており、それは増えてゆく一方である。「オレ、外科医なのか医療事務なのか、時々分からなくなる」とコボす医者も多い。

「18時からの接遇委員会の出席」「いたしません」。「病院機能評価現況調査票の作成」「いたしません」。「大学入試センター試験の試験監督」「いたしません」と、言えるものなら言ってみたい……。

劇中でのこのセリフがもたらす爽快感に、明日からの書類や雑用の山を忘れ、しばし夢をみる。これが、『ドクターX』が医師たちからも愛される理由なのだ。

若者をさらに締め付ける厚労省

研修医の給与水準は上がり、労働時間は短縮した。しかし、「医者という仕事に余り夢を感じられなくなった」と言って、海外就職やら医療界そのものから去ってゆく若者が増えている。

「夢を感じられなくなった」理由の一つは、多すぎる規制である。「QOMLが改善した」といわれる2年間の研修医生活も、ベルトコンベアに載せられて、厚労省によってあらかじめ決められたプログラムをスタンプラリーのように消化する日々であり、私には全くうらやましくない。

3～5年目以降の後期研修についても、2018年度から厚労省はさらに「新専門医制度」（197ページ）という制度を追加して監修する予定である。それぞれの学会が勝手に設けた専門医制度を審査して、よい専門医とよい研修指定病院にはお墨付きを与える。その代わりに専門医の認定料金を1万円ずつ上乗せして、新専門医機構という厚労省の天下り……ではなく外郭団体が徴収するらしい。

専門研修を行う病院側にも雑多な基準をクリアすることが求められ、指導を担当する中堅医師は要求される書類や義務化された講義の多さに疲労困憊している。また、対象となる若手医師たちも、短期間の度重なる制度改正に困惑している。少なくとも若手～中堅層の医師たちで、この制度改正を喜んでいる医師は見かけない。

さらに2015年には、日本医師会と全国医学部長病院長会議が合同で「医師のキャリア形成を、大学が生涯にわたり支援」と提言している。要するに「研修が終わり専門医を取得した後も、好き勝手できないよう一生管理してやる！」と言いたいのだろう。

「NPO全世代」というブラックジョーク

「全世代」という名のNPOがある。タダのNPOではなく、元厚労省事務次官や厚労省外郭団体理事などの行政職経験者が、理事として名を連ねている。ホームページによると「若者たちが主役となって未来を構想し、新しい時代を切り開く挑戦を、経験豊富な先輩たちが知恵やノウハウなどを提供」するそうだ。

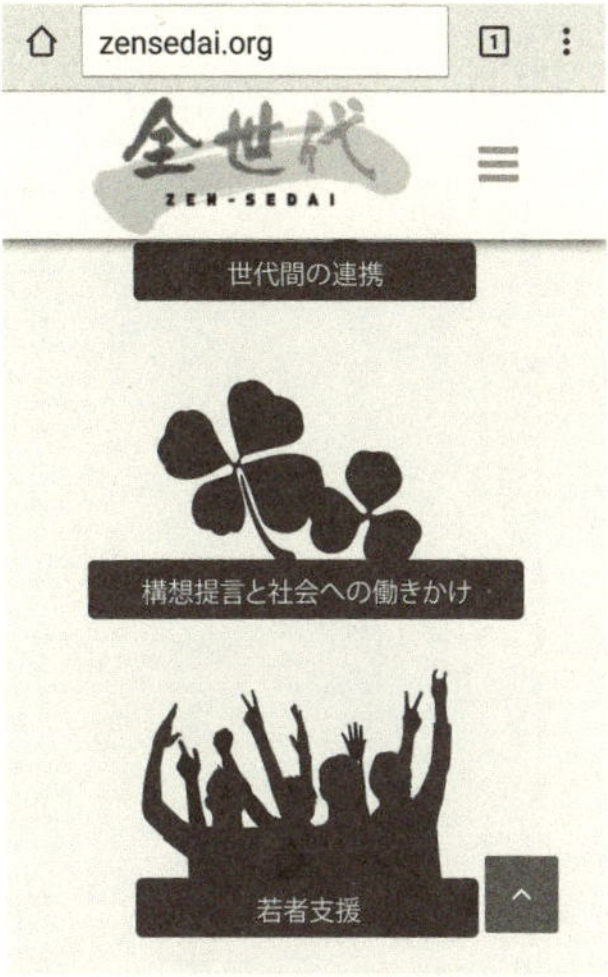

NPO法人「全世代」のホームページには若者支援という言葉が躍る

活動の一環として、2016年10月には「僻地医師不足対策の私案」を厚労相に提出した。具体的には、「医師免許を一種と二種に分けて、これからの医学生は、国家試験に合格した時点では一種、僻地勤務すると二種にアップグレードできる。開業や院長は二種じゃないとダメ。既に医者になった者は、経過措置として自動的に二種を交付」という、「自分たちは僻地に行く気はないが、若者にはそれを強制する法律を作れ」というシロモノである。

例えば「医師免許を10年更新制にして、そのうち1年間の僻地勤務を全世代に義務付ける」といった私案ならば、「全世代」の名に恥じない提案だと思う。しかし、「みんなが嫌がる仕事だから、嫌な仕事は拒否権のない次世代に押し付けよう」式の提案を、「全世代」の名でしゃあしゃあと公表するあたり、私は頭を抱えてしまう。「男性は女性の顔や年齢だけでなく、内面の美しさも評価すべき」と主張しながら「医者を紹介しろ」としつこく付きまとう婚活女子……のような不毛感が付きまとうのだ。そして、この私案を考えた人物が、そのへんの爺ちゃんではなく、元厚労省事務次官やら厚労省外郭団体理事であることにも、深いため息をつかざるを得ない。

一連の制度改革や提言から私が強く感じるのは「若者をそう簡単に一人前とは認めない」「若者の数が減った分、修行期間を延ばすことによって、既得権を維持したい」そして「1日でも長く、支配者として君臨して、甘い汁を吸いたい」という老人の既得権保護というか、管理職爺医の怨念である。

事故を起こす前にヤバい医師を処分せよ

フリーランスに転身して、私は「職場での人間関係の悩み」が10分の１以下に減った。ダメ外科医とは契約更新しないことも可能だし、ダメ麻酔科医は病院に雇い止めされるので、トラブルメーカーとは難なく疎遠になれる。私の知る限り、フリーランスとして３年以上サバイバルしてきた医師は、「麻酔スキル」「対人関係スキル」共に平均以上は保証されていると思う。「銀座で３年以上盛業している寿司屋ならハズレはない」というようなものだ。

近年、「リピーター」（＝医療事故を繰り返す）医師を処分せよ」という意見をよく聞くが、「リピーター」が公になるには最低でも２人の患者が犠牲にならなければならない。最良の安全対策は、「事故を起こしそうなヤバい医師」の段階で排除、少なくとも手術室からは排除すべきだと思う。医療安全という意味でも「フリーランス医師」というシステムは、妙な天下り団体やら書類の山を作らなくても、患者が犠牲になる前にヤバい医師を排除できる優れたシステムだと思う。むしろ、「就職すれば65歳までの給与や身分が保証され、降格はない」正社員型終身雇用制度の方に問題が多い。

解雇規制緩和は、まず医師から適用すべし

2016年3月、某大手人材派遣会社が人材派遣のみならず「ローパー社員」ことローパフォーマンスな中高年正社員のリストラをも請け負っていたことが発覚し、国会で審議された。彼らは大手企業78社のローパー社員を出向させた「転職支援」という名の「追い出し部屋」を運営していたそうで、厚労相の塩崎恭久氏は「啓発指導する」と回答したが、その後の報道はない。たぶん、大したことはしていないのだろう。

そもそも塩崎氏は解雇規制緩和の積極的賛成派の一人である。13年には、政府の成長戦略として、「解雇規制緩和特区」すなわち「企業が簡単に従業員のクビを切れる特区を作り、新しい分野にチャレンジしやすくして人材の移動を促し、成長産業を育てる」ことを提案している。当面は「弁護士・公認会計士のような有資格者に限定」らしいが、どうせやるなら「ソレ、医師から試してみようよ」と私は提案したい。医師免許があれば「健康診断で日給5万円」レベルの仕事は簡単に見つかるのだから、突然クビになっても路頭に迷うことはない。

塩崎氏は、せっかく厚労相になったのだから、是非とも「東京23区内を特区にして、ダメ

医者は解雇可能」を試して欲しい。「有能だが生意気なので、上司に疎まれてクビになる医師」も出現するかもしれないが、そういう医師はすかさず別の病院が拾うはずだ。勝負が1回ならば運に左右されるかもしれないが、勝負回数が多数ならば勝率は実力を反映する。多すぎる管理職は、組織を確実に蝕む。大胆なリストラを断行して筋肉質な組織に生まれ変わった病院が、どういうパフォーマンスを見せるのか、単なる医療制度改革だけでなく、労働市場流動化の先行モデルとして、試す価値は十分ある。

日本型雇用が産むソリティア中高年

「ソリティア社員」という日本人にしか通じない用語がある。公務員や安定した大企業において、年功序列でなんとなく管理職になり、一日中自分の机に座ってさえいれば、ソリティア（パソコンに無料インストールされているゲーム）ばかりやってもお給料をもらえる中高年正社員を指す。

特技は、「働いているフリ」「仕事を後輩や非正規社員に丸投げ」で、日本の法律が正社員の解雇や降格を厳しく規制していることの象徴的な存在でもあり、日本型組織の正社員経験者ならば誰でも思い浮かぶ顔があるだろう。おとなしく窓際でソリティアをするならまだしも、部下や新人の仕事に不毛なダメ出しをして自分の存在感をアピールし、余計に仕事を増やすタイプもわりと存在する。

大学病院の勤務医だった頃、しみじみ不毛だと思っていた仕事の一つが「医学論文の上司チェック」であった。大学という職場は年功序列・終身雇用ばっちりのコテコテ日本型雇用の世界である。手術も論文作成も何年もやっていないけど給料はもらえる「ソリティア教授」とでもいうような人種が存在した。

そんな事実上セミリタイアした管理職爺医に限って、部下が論文を書くと「自分の存在感を知らしめるチャンス!」とばかり指導を始めることがある。「部下の作ったものは、少なくとも3回は突き返す」と評判の爺医も存在し、具体的な問題点を指摘されるならばまだしも、「ダメだ! キミの論文には哲学がない!」式の精神論的長話を聞かされるのは大変苦痛だった。しかも、そういう教授はたいてい自分より英文論文数も載っている科学雑誌のランクも低いことが多い(現在では、ネットで簡単に検索できる)。

2016年、電通の新人社員Mさんの自殺が、長時間労働による過労自殺と判断され、労災が認定された。そして、MさんがSNSに残したつぶやきから透けて見えるのが、ソリティア上司の存在である。Mさんのように「可愛い新人女子」しかも「東大卒」なんていうと、ソリティア上司は余計に張り切って指導をしたがる。私見だが、Mさんが辛かったのは、「長時間労働」そのものではなく「上司の指示に応じるために長時間働いたのに、その作成物を否定される」ことだと思う。単なる「土日出勤」ではなく、「こんどの週末は休めるよう平日は計画的に頑張ったのに、上司の思いつきで計画がひっくり返って、土日をつぶしてやり直し」は、疲れを何倍も増幅する。同僚が下手に庇おうものならターゲットにされるリスクが高いので周囲も見て見ぬふりとなり、職場全体にも閉塞感をもたらす。

「(時間外労働の) 認定105時間」ということは、実質的残業時間は月200時間ぐらいかと推測する。このぐらい働いている勤務医は今もゴロゴロ存在するが、次々と自殺しているわけではない。「ホンダのF1エンジニアチーム」なども相当な時間の残業をしていると思われるが「過労自殺」っぽい噂を聞かない。ホンダの人事部もアホではないので、社運をかけたプロジェクトからはソリティア社員を遠ざけているのだろう。

また、ソリティア上司にあたっても並の社員ならば「あの部長は3回突き返すから、1～2回目の企画書はテキトーに流す」「家族の病気をでっちあげて、土日出勤のどちらかは逃げる」式の処世術を身に付けているものだ。しかし、真面目な新人社員のMさんは、上手なサボり方を身に付けておらず、上司の指示を全部真に受けてこなそうとあがいていたように思える。

過労自殺が日本型組織に多発するのは、それが単なる長時間労働だけで発生するものではなく、「長時間労働＋ソリティア上司」の合わせ技で発生しやすいからである。グローバル競争の激しい電機産業などでは、追い出し部屋などのエグイ手段を取ってでもソリティア社員を排除する方針のようだ（あるいは、そうしない企業はシャープのように滅ぶだろう）。

しかし、大手広告代理店・テレビ局・電力会社・公務員・大学のような非グローバルな規制産業では、まだまだソリティア社員は温存されている。単なる「残業時間に上限」だけではサービス残業が増えるだけで、Mさんの悲劇は繰り返されるだろう。２０１６年10月には、「関西電力社員が２００時間残業の末に自殺」という報道もあった。例のテレビ局女医も、こういうリスクを理解せずに就職していないかと私は心配している。

日本経済再生の要として注目される解雇規制緩和だが、「ソリティア上司をスムーズに退場させて、健全な職場環境を作る」という意味でも、早く実現して欲しい。「産業医によるストレスチェック義務化」よりも、ずっとずっと職場のメンタルヘルス改善に有効だと思う。

あるダメ教授の物語

Ｐ医大麻酔科のＱ教授は、本当にダメな教授だった。徹底したゴマすりと年功序列で教授になったものの、麻酔はアバウトだし、英文論文はゼロ、管理職としても人望がなく、言うことがしょっちゅう変わる……そして、部下がドンドン辞めていった。「このままだと、Ｐ医大病院では手術ができなくなってしまう！」。事態を重く見たＰ医大上層部はＱ教授を新設の「医学教育メディアセンター長」のようなポストに移動し、腕と人望のある新教授を迎えて、麻酔科崩壊を防いだ。Ｑ教授の机はメディアセンターと称するビデオ倉庫の一角に移動され、Ｑ教授は定年までの２年間をそこで過ごした。

その数年後、私が関東のある病院に出張麻酔に出かけた際、「総合診療科」のパネルの中にＱ先生の名前を見つけた。コッソリその外来をのぞき見すると、確かにＱ先生だった。聴診器とベッドだけのシンプルな外来で、地元の老人たちを相手に、診察というか愚痴を聞きながら湿布やトローチを処方していた。Ｑ先生はここでは人気者らしく、待合室にはズラッと患者が並んでいた。他の同僚の先生も「年寄りの長話の相手を引き受けてくれるので、助かっているよ」と語っていた。なによりも、倉庫の片隅でゾンビのように座っていた頃とは雲泥の差でイキイキしており、「60代後半の人間がこんなにもポジティブに変われるのか！」

と、私も驚いた。

少し残念に思ったのは、それが2年遅かったことである。もしも、2年前にP医大がQ先生をスパッと解雇できたら、Q先生は不毛な月日を過ごすことなく、より早く医師としての新天地を見つけられたはずなのに。

医師が本当に余っているのは大学病院の窓際

2016年3月に行われた厚労省の医師需給分科会において、「今のペースで医師数が増加すると24～33年頃に均衡し、それ以降は過剰になる」との報告があった。また、16年10月、前述のように地方の医師偏在対策として「病院開設者になるには、僻地勤務を一定期間義務付ける」私案が公表された。

「またか」という思いである。「医師偏在」とは厚労省が好んで使う用語で、「総量は足りている。不足するのは偏っているだけだ」を意味する用語らしいが、「じゃあ、どこに余っているの?」という質問には誰も答えてくれない。そもそも、「将来は医師過剰時代が来る」とは、私が医学生だった昭和時代から何度も聞かされた文言だが、逃げ水のように過剰となる時期が後ろ倒しされるばかりで、一向に近づいている気配がない。ちなみに、05年の報告では「12〜17年に均衡に達して、それ以降は医師過剰になる」と試算されている。

そして、「医師偏在」対策として、必ず提案されるのが強制配置である。ＮＰＯ「全世代」のように、東京に住むエラいセンセイが「これから医師になる若者に、〇〇と引き換えに僻地義務を化す」という意見が出る。「自分は行かないけど、若手医師には義務化せよ」という提案が平然と医療界上層部から出てくることも、若者が「夢を感じられない」一因だろう。「人口当たりの医師密度で考えれば、地方は必ずしも医師不足ではない（１１７ページ）」という意見も無視される。

「医師偏在」というが、私が知る限り医師が余っているのは、大学病院や公立病院の窓際である。病院という組織もまだまだ年功序列社会なので、院内の出世レースに負けたが、今さら転職や開業する気力もなく、窓際で昼間からソリティアをやるような50、60代医師が必ず発生する。特に、公立病院などコスト意識の薄い病院では、先述のQ先生のようなソリティア医師を定年まで飼い殺しにすることが多い。昭和時代の大企業における社史編纂《さん》室のようなものである。

しかし、こういう人事システムは組織の活力を確実に削ぐし、若者が「夢を感じられない」一因となる。むしろ、強制的にでも追い出して、１歳でも若いうちに新天地を探してもらった方が、本人のためでもある。医師免許があれば、ぜいたくを言わなければ次の職場は必ず見つかるはずだ。

解雇とは別れであるが、終わりではない。「解雇規制緩和で医師を解雇しやすくする」＝「転職・再就職しやすくなる」と考えるべきである。解雇は敗北ではなく失恋のようなものである。「生涯を共にするつもりのない相手は、少しでも若いうちに別れを告げる」のが、せめてもの誠意である。解雇とは、人生設計を見直して成長するチャンスでもある。無駄に執着したり相手をなじったりするよりは、「縁がなかった」と頭を切り替えて少しでも若いうちに次を探した方が、最終的には早く幸せになれるものである。解雇とは、より自分にぴったりの新天地に出会うためのステップと解釈すべきなのだ。

フリーランス医師をなくす方法

２０１６年４月、厚労省の「医療従事者の受給に関する検討会」で、参加者から「フリーランスの麻酔科医は、悪乗りしている」という不快感丸出し発言があったことは前にも説明したが、実効性のある具体的な撲滅対策は思いつかなかったようだ。というわけで、大学病院に再び医師を集め、「フリーランス医師をなくす４つの方法」を、当の本人から提案したい。

①新研修医制度の廃止

フリーランス医師の台頭は、04年導入の新研修医制度と、それに始まる大学医局の弱体化の影響が大きい。就職したての2年間を「お客様としてゆる〜く過ごす」ので、「９０００人×２学年」分の医師マンパワーがドブに捨てられ、その後のキャリアパスでもキツい仕事を回避する若手医師が増えた。

また、優秀でやる気のある若者の中には、海外就職や、医者という仕事そのものを見限って他分野に就職する者が増えている。さらに、まだ珍しい女性の医大教官経験者として言わせてもらえば、女性医師の研修は「就職〜第一子妊娠の数年間に」効率的に叩き込むことがキモである。この伸び盛りの黄金期に「新研修医制度」という2年間のモラトリアムを強制することは、現在3〜4割にもなる女性研修医の労働力をドブに捨てるに等しい愚行である。

研修プログラムの内容も、スタンプラリーのように雑多な基準をクリアすることが求められ、いったんドロップアウトするとそう簡単には戻れない。「白い巨塔」時代にも、ドロップアウトする研修医は存在したが、しばらく休んだ後には別の医大病院に潜り込んで再チャレンジできる懐の深さもあった。もっと上の世代には「研修医時代は学生運動にのめり込んでほとんど病院には行かなかったが、リーダーに浅間山近くの山荘に連れて行かれそうになって目が覚めて病院に逃げ込んで、その後はせっせと働き、教授になった」という医師も実在する。

現在、フリーター医師と呼ばれる若手医師とは、何らかの理由で研修プログラムを中断して、お気楽バイト生活に入って戻れなくなった者が多い。若者が道に迷うのは世の常であり、迷いが覚めたら戻れる懐の深さが欲しい。「ここを辞めたら後がない」というガチガチに硬直した制度は、うつ病や過労自殺の一因になる。

厚労省はこの制度が失敗であったことを潔く認め、速やかに廃止して関係団体を解散することを提案したい。しかしながら、実際の厚労省は「日本専門医機構」という団体を追加して、前述のように3~5年目の後期研修についても、膨大なガイドラインを作ってさらに厳しく監修する気らしい。トホホである。

②辛い仕事はカネで解決せよ

「医学生の3~4割は女性」の時代となり、女医の産休・育休・育児時短勤務は、どの病院の管理職も頭を悩ませる問題だ。安易に「子持ち女医は、当直免除」と決定することで男性医師（そして独身女医）に当直が集中し、「コンビニバイト以下の時給で月８回の当直」に疲れ果ててフリーランスに転身した元大学病院勤務医は多い。

「寝ずの当直」「夜中の呼び出し」のような辛い仕事には、外部市場における医師バイト相場の手当を支払って、激務に報いるべきであろう。基本給は低めに抑え、手術件数や残業時間に応じた一時金を充実させ、時短女医とそれをカバーする男性医師には、結果に応じた報酬差がつくように制度設計すべきである。

「僻地勤務にインセンティブを！」と言うエライ先生は多い。２０１０年に自民党が参院選マニフェストとして、「１０００人単位の県境無き医師団を作って、僻地に医師派遣」と発表し、その後も各地に「地域医療支援センター」が創設されたが登録する医師が現れず、今では「芸者のいない置屋」と呼ばれている。今のところ実効性のあったインセンティブは、奨学金や僻地手当……要するに、カネのみである。

③脱、年功序列賃金

②の結果、「30代、当直月8回の産科医」の年収が「60代、院長」を上回るケースも出現

するかもしれないが、それを当然と受け入れるべきである。現在「当直月8回の産科医」は「年俸3000万円」でも確保困難だが、「60代、院長」が辞めても代わりは難なく見つかるからである。

④副業の公認

女医率上昇につれて大学病院でも「週24時間勤務」のような時短制度が整いつつあるが、現在は事実上育児中の女医にしか適用されていない。大学病院における給料アップが困難ならば、時短フレックス勤務を中堅男性医師にも適用し、副業で大胆に稼ぐことを公認すべきである。医師版ＡｉｒｂｎｂやＵｂｅｒのようなシェアリングエコノミーでもあり、限りある医師を有効に活用できて、僻地医療にも有用である。

また、「大学病院に週3日勤務しながら、副業で会社経営」「副業で医療ドラマ制作」などが公認されれば、元コンサル医師や元テレビ局女医が大学病院に戻るかもしれない。そして、多彩な副業で活躍中の人材が大学医局にそろえば、副業とのシナジー効果で、若者が「夢を感じられる」ようになって、大学病院に戻ってくるかもしれない。

要するに、「勤務医の勤務形態をフリーランスに近くする」ことが、有能勤務医のフリーランス転身の予防策になるのである。そして、こういう変化こそが、真の意味での「雇用のダイバーシティ」だと思う。これからの大学医局は、「白い巨塔」のような封建的ピラミッド型組織ではなく、弁護士ファームや神原名医紹介所のような「専門スキルを持つ独立した個人が、緩やかなアライアンスを形成」する方向に進化すべきである。あるいは「現状維持に固執して滅びる」か、のどちらになるだろう。

『ドクターX』がヒットした背景

フリーランス医師が生まれた理由の一つは「インターネット社会の到来」である。

ここ10年の技術革新によって、インターネットとは単なる情報伝達や娯楽に留まらず、個人と個人が直接つながることを可能にした。仕事や恋愛のあり方を変え、社会のあり方をフラットで柔軟なものに変えつつある。

「白い巨塔」のように、「組織の階段を上ること」「より多くの部下を持つこと」のみをもって、仕事の成功と考える時代は、終わりつつある。一方、「自分のスキルを磨き、よりチャレンジングな仕事を成功させたい」「成果に応じた報酬が欲しい」「時間や組織に縛られず、自分流のワークスタイルを貫きたい」という人材には、面白い時代となりつつある。

２０１６年11月、経産省は「雇用関係によらない新しい働き方に関する研究会」を開始した。「女性や高齢者を活用できる柔軟な職場環境、生産性の向上、政府を挙げて検討している働き方改革という観点からも、重要な意味を持つ」そうだ。私も大歓迎だ。そして、フリーランス医師とは、厚労省がいうような「規制すべき困った医師たち」ではなく、経産省が研究中の「日本人の新しい働き方の先行モデル」としてとらえるべきなのだ。

16年10〜12月放映の『ドクターX』シーズン４も、平均視聴率20％台と大人気だった。その秘密は、これが単なる医療ドラマではなく、日本人の新しい働き方を提示しているからだ。そして、フリーランスという生き方は、今の日本を覆う閉塞感に風穴を開けてくれるような予感を、視聴者に感じさせてくれるからだと思う。

まさに、「大衆、愚にして賢」なのである。

【医者を知るための用語集】

1、新研修医制度

正式には「新医師臨床研修制度」と呼び、医科では2004年、歯科では06年より開始された。医師免許取り立ての新人医師は、特定の科に属さず「外科2カ月→小児科2カ月→救急1カ月」などと、多数の科をローテートして多分野にわたる研修をすることが必須化された。また、「研修医単独の当直は禁止」「研修医本人の同意のない時間外労働は禁止」「体調不良時には休業させる」「研修医のアルバイトは禁止する代わり、適正な給料（月20万〜30万円程度）を支払う」と定められた。

それまでの新人医師は、慣習的に母校の附属病院のいずれかの科（＝医局）に属し、医師として研鑽を積む者が多かったが、「封建的」「自分の科に偏った研修しかできない」「病を見るが病人を見ない」のような批判が多かった。この制度改革で、「総合的な臨床能力を養うことができる」「医師としての人格を涵養《かんよう》できる」とされているが、「1〜2カ月じゃ、見学に毛の生えたことしかできない」「医大が8年制になっただけ」「専門医としての成長が遅れる」「研修より医師夫ゲットに熱心な女性研修医が増えた」という批判も多い。

この研修は、大学病院だけでなく、厚労省の認定を受けた一般の病院でも受けられる。封建的な大学病院を嫌って都会の大病院に就職する新人医師が増え、大学病院弱体化や医療崩壊の引き金となったともいわれている。

2年間の研修を修了し申請すると、「医師臨床研修修了登録証」という紙切れが厚労省から交付されるが、実はなくてもさほど困らない（「病院管理者になることができない」程度）。医師アルバイトも、免許取得3年目以降ならば修了登録証がなくても可能である。2006年度に、初の臨床研修修了者が誕生したが、約2割の医師がこの登録証交付を申請せず、話題になった。

2、新専門医制度

日本の医療界には、眼科専門医とか麻酔科専門医とか温泉療法専門医など、いろんな学会が設けた専門医制度があり、その難易度もまちまちである。「それは問題だ！　誰もが信頼できる、統一された専門医制度を整備する必要がある」というエラいセンセイが集まって、2014年に、「一般社団法人　日本専門医機構」という天下り……ではなく、第三者機関ができた。

現在のところ、医師免許取得後、初期研修2年、専門（後期）研修3〜4年を修了し、試験と書類審査を経て、各科の専門医を取得できる。今後、専門医を目指す若手医師は、専門医機構の認定する研修施設で働く必要があり、後期研修医を採用したい病院は専門医機構の定める基準をクリアして研修認定病院となる必要がある。専門医機構は、研修医と研修病院の双方から認定料を徴収して、運営費用に充てる。

しかし、専門医機構の求める基準が非現実的に細かく厳しすぎて、あちこちの病院から悲鳴が上がっている。例えば「1人の指導医に対し、研修医は最大3人」という規定があるが、「指導医2人＋研修医4人の病院」がいる病院で、「指導医が途中で1人辞めたら、研修医3人は専門医になれるが、1人はダメなの？　ダメな1人は、どうやって決めるの？」のようなツッコミが山のようにあり、今のところ明確な回答はない。

専門医機構の発足当初は16年度開始の方針だったが、期限が近づくにつれて問題点や矛盾点が噴出しまくっているので、とりあえずは1年延期となった。16年現在では、18年度より開始予定である。

3、歯科医による全身麻酔

歯科大学も医大同様に6年制であり、麻酔科学の授業は必須である。歯科の症例（「なかなか抜けない親知らず」など）であれば歯科医師が全身麻酔をかけることは合法だが、歯科医師が「手の骨折」など歯科以外の手術で全身麻酔を行うことは違法とされている。唯一の例外は、「歯科医師が麻酔の研修のために医師の指導の下で、研修目的での全身麻酔」であり、これを拡大解釈して、麻酔科医不足に悩む病院が「研修」の名目で歯科医師を活用して手術件数を維持していることはよくある。

ベテラン歯科麻酔科医の中には、下手な医師よりも麻酔が上手な者も実在し、「10年以上、研修中」として病院に重宝されている。２００４年には、高知医大で歯科医師の資格で医学部麻酔科助教授になった者も実在した。しかしながら、06年の千代田区某病院のような無監督の歯科麻酔による事故も発生し、徐々に厳しく規制されるようになった。

「外国人技能実習制度」の建前とホンネに近い制度である。

4、研修医マッチング

２００４年以降、医師免許取り立ての新人医師は2年間の臨床研修が必須であり、その研修先は厚労省が認可した研修指定病院に限定される。研修指定病院となるには、年間患者数、指導医数、病理解剖率、図書館の面積、などにおける基準を満たし公表しなければならない。また、研修指定病院として認可されるために指導医は、詳細な研修プログラムや到達目標を作成する必要があり、これもまた「医師免許の要らない雑用」増加の一因となっている。

一般大学生の就職活動のように各々の医学生が各病院に自由に応募することはなく、医学生と研修病院は医師臨床研修マッチング協議会を経由して、組み合わせ（マッチング）が決定される。

医師臨床研修マッチング協議会は、日本医師会、医療研修推進財団、全国医学部長病院長会議及び臨床研修協議会から構成されている。

5、QOML

QOML（Quality of My Life の略語）とは、「自分の生活の質」という意味で、主に20～40代医師の間で使われる俗語である。現実の医療において、人生や生活の質を表すQOL（Quality of Life）から派生したものらしい。QOML重視といえば、具体的には「キツい診療科を選ばない」「当直や残業や呼び出しの多い病院を避ける」「医療訴訟になりそうな危険な行為はしない」などの行為が挙げられる。

かつての日本では、若手医師は過度の超過勤務を強いられていたため、これに対する反発からインターネットスラングとして出現したものと考えられる。新研修医制度以降に、急速に広まった。

6、関西医大研修医過労死事件

1998年、関西医科大学の耳鼻科研修医が、「月6万円で、連続38時間勤務など過酷な勤務」の末、自宅で突然死した。社会保険労務士でもあった実父が、労働基準監督署に訴えたが、関西医大は、「研修医は労働者ではないので、労働基準法違反ではない。月6万円は奨学金なので雇用関係もない」と主張した。遺族は裁判に訴え、過労死と認定され、約1億円の賠償が確定した。また、「法定最低賃金との差額」についても裁判となり、遺族側が勝訴した。

この事件が、新研修医制度の制定される大きなきっかけとなったといわれている。

7、福島県立大野病院産科医逮捕事件

２００４年、福島県立大野病院で前置胎盤の妊婦が帝王切開中に死亡し、06年に産科医が業務上過失致死傷の疑いで逮捕された。裁判の結果、08年に無罪が確定した。産科医逮捕によって同病院の産科診療は終了した。

かねてより、訴訟が多発するので減少が危惧されていた産科医は、決定的に志望者が激減し、転科する中高年産科医も増えた。日本中の産科も閉鎖を余儀なくされた。また、医師にQOMLを重視する流れが加速した。

この事件をきっかけに、産科医療補償制度（あらかじめ分娩前に保険金を徴収し、赤ちゃんに異常があれば裁判に訴えなくても補償金が支払われる制度）が発足した。

また、これまでは「妊婦が死んだ＝医療ミスに決まっている」的な報道がマスメディアでは主流だったが、医師のブログや掲示板などによる自然発生的な情報収集や反論が世論の流れを変えて、無罪判決に結びついたといわれている。「マスコミvsインターネットの集合知」において、後者が勝ったという意味でも、（おそらく）初めての事件である。

8、保険診療・自由診療・混合診療

保険診療とは、厚労省が承認した健康保険が適用になる一般的な治療である。価格は厚労省が決定し、全国均一かつ医師免許があれば誰が行っても均一である。治療費の大部分は公費で賄われ、患者負担は0～30％となる。

一方、自由（自費）診療は健康保険が適用にならず、全額自己負担になる治療で、医療費は美容院やマッサージ店のように病院側が自由に決定できる。美容外科や包茎手術や歯科インプラント治療のみならず、正常分娩や体外受精も自由診療である。

日本では、保険診療と自由診療の併用は「混合診療」として認められていない。そのため、体外受精の受診ついでに貧血治療の検査や造血剤処方をすれば、貧血治療についても健康保険が適用されなくなり、患者が全額負担する必要がある。あるいは、同じ病院を別の日に受診して、血液検査を2度行って別日に処方すれば、貧血治療については健康保険適用とすることができる。

おわりに

「外科医は誰しも、心の中に墓場を持っている」とは、病院で長く言い伝えられる口伝の一つである。どんな凄腕外科医でも、手術には想定外の死亡がつきまとう。そして、「あのとき、ああしておけば……」的な悔恨に、長く苛《さいな》まれるのである。ライフワークとして麻酔科医を選ぶ者も、心の中に墓場を持たねばならない。現に私もそうである。

敗戦の記憶は苦い。とくに、自分よりも若い患者の死は辛い。しかし、結果を直視して苦さを噛み締め、その経験を次の患者の糧にすること。第一線の現場に踏み留まることこそが、墓場への最大の供養だと思っている。現役の医師である限り、この苦さから逃れることはできない。唯一可能なのは、次に同様のケースに出会った際に勝つか、少なくとも現状維持という引き分けに持ち込んで、敗戦率を下げることによって、苦さを薄めるのみである。

本書に描かれているのは、医療現場のリアルな現状である。

執筆した動機の一つは、病院管理職や官僚やら外資コンサルがまとめた小奇麗な報告書よりも、昼夜を問わず現場で泥臭く働く者の意見を重視した医療制度の実現を訴えたいからである。

また、今もなお「眠れない当直」「夜中の呼び出し」「医療訴訟スレスレの重症対応」のような過酷な業務に携わっている医師たちの待遇が、少しでも改善することも願っている。待遇改善によって一人でも多くの医師が、医療の第一線で踏み留まってくれることに繋がれば、心の中の墓場への供養になると信じている。

本書の執筆にあたって、光文社の森坂瞬氏、ＦＬＡＳＨ編集部の吉田賢一氏、取材協力してくださった医師の皆様、そして執筆期間中の家事・育児の手抜きに耐えてくれた夫と子供たちに深謝します。

筒井冨美（つついふみ）
1966年生まれ。フリーランス麻酔科医。地方の非医師家庭（医師ではない一般家庭）に生まれ、某国立大学を卒業。米国留学、医大講師を経て2007年より「特定の職場を持たないフリーランス医師」に転身。本業の傍ら、メディアでの執筆活動や、「ドクターX～外科医・大門未知子～」（テレビ朝日系）「医師たちの恋愛事情」（フジテレビ系）など医療ドラマの制作協力にも携わる。著書に『フリーランス女医が教える「名医」と「迷医」の見分け方』（宝島社）がある。

フリーランス女医《じょい》は見《み》た　医者《いしゃ》の稼《かせ》ぎ方《かた》

2017年1月20日初版1刷発行

著　者 ── 筒井冨美
発行者 ── 田邉浩司
装　幀 ── アラン・チャン
印刷所 ── 堀内印刷
製本所 ── ナショナル製本
発行所 ── 株式会社光文社
東京都文京区音羽1-16-6（〒112-8011）
http://www.kobunsha.com/
電　話 ── 編集部03（5395）8289　書籍販売部03（5395）8116
業務部03（5395）8125
メール ── sinsyo@kobunsha.com

ISBN 978-4-334-03967-7

光文社新書

860
教科書一冊で解ける東大日本史
野澤道生
教科書に書かれていないものは出ない。知識ではなく歴史の本質を問う東大入試の日本史を、高校教員が作った独自のチャートを使って解く。受験勉強、社会人の学び直しに最適！
978-4-334-03963-9

861
結果を出し続ける
フィジカルトレーナーの仕事
中野ジェームズ修一
構成　戸塚啓
青山学院大学駅伝チーム、卓球の福原愛選手らさまざまなクライアントを持つ名トレーナーが、リオ五輪や箱根駅伝秘話、そのストイックな仕事術を大公開。青学原晋監督推薦！
978-4-334-03964-6

862
ワクチンは怖くない
岩田健太郎
インフルエンザや、子宮頸がん……etc. ワクチンにまつわる「結論ありき」の議論を排し、本当に「あなたの健康」をもたらすワクチンとの付き合い方、その本質をすっきり伝授。
978-4-334-03965-3

863
ネットメディア覇権戦争
偽ニュースはなぜ生まれたか
藤代裕之
ヤフー、LINE、スマートニュース、ニューズピックス、日本経済新聞という、スマホに注力するニュースメディアを徹底取材。巨大な影響力を持つネットメディアの未来と課題を示す。
978-4-334-03966-0

864
医者の稼ぎ方
フリーランス女医は見た
筒井冨美
「医者の本音」をカネ抜きで語るな！　大学病院からなぜ医師が逃げるか。有能医師はいくら稼ぐか。フリーランス医師はどの科にいるか。100以上の病院を渡り歩く医師の辛口レポート。
978-4-334-03967-7